开始你的第一次
铁人三项

郭鹏 / 著

中国中医药出版社
· 北 京 ·

全国百佳图书出版单位

图书在版编目（CIP）数据

开始你的第一次铁人三项 / 郭鹏著 . -- 北京：中国中医药出版社，2024.7
ISBN 978-7-5132-8687-9

Ⅰ . ①开… Ⅱ . ①郭… Ⅲ . ①铁人三项全能运动–基本知识 Ⅳ . ① G888.1

中国国家版本馆 CIP 数据核字（2024）第 056760 号

中国中医药出版社出版
北京经济技术开发区科创十三街 31 号院二区 8 号楼
邮政编码 100176
传真 010-64405721
河北品睿印刷有限公司印刷
各地新华书店经销

开本 880×1230 1/32 印张 5.25 字数 124 千字
2024 年 7 月第 1 版 2024 年 7 月第 1 次印刷
书号 ISBN 978 – 7 – 5132 – 8687– 9

定价 48.00 元
网址 www.cptcm.com

服务热线 010–64405510
购书热线 010–89535836
维权打假 010–64405753

微信服务号 zgzyycbs
微商城网址 https://kdt.im/LIdUGr
官方微博 http://e.weibo.com/cptcm
天猫旗舰店网址 https://zgzyycbs.tmall.com

如有印装质量问题请与本社出版部联系（010–64405510）

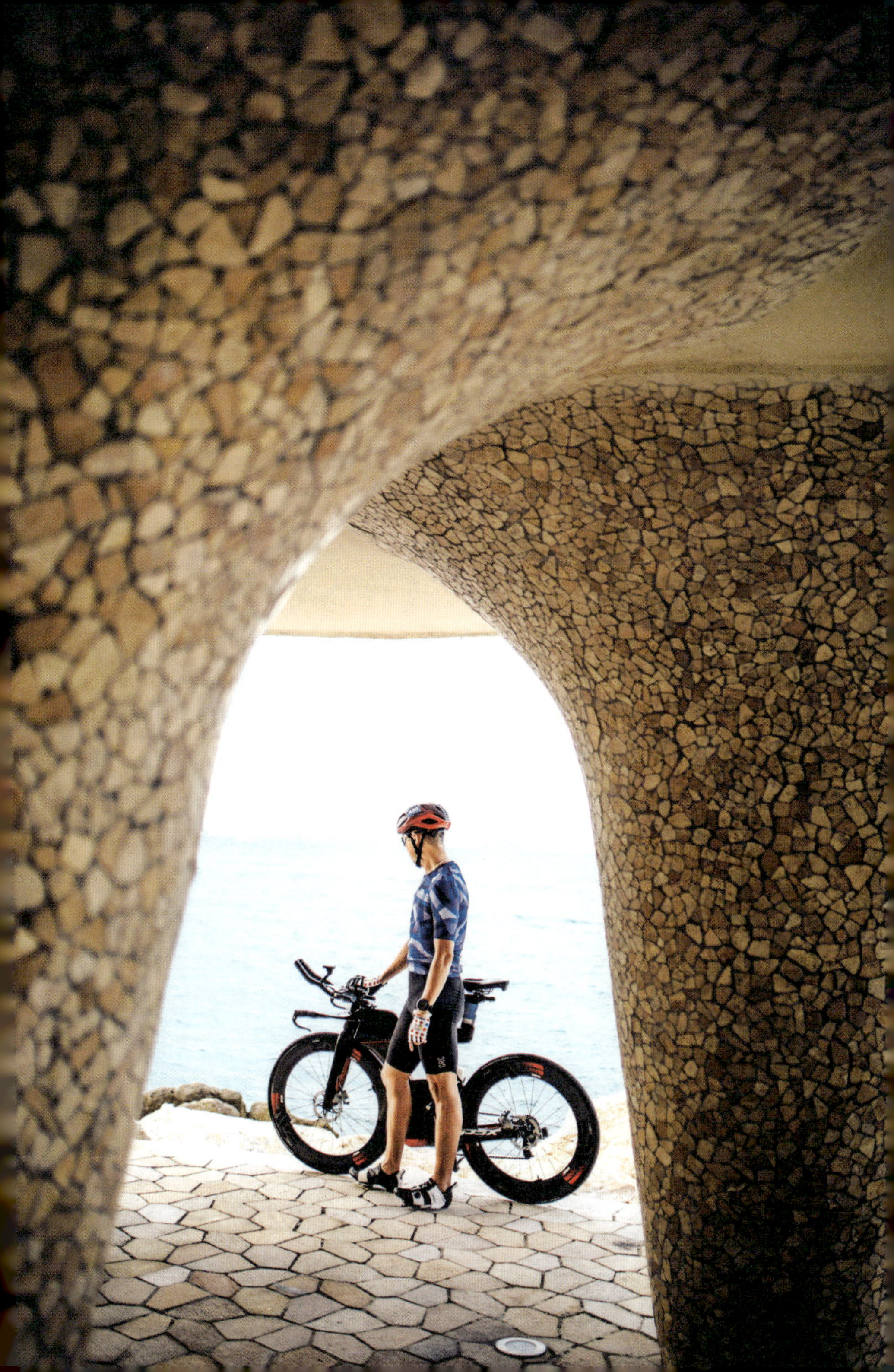

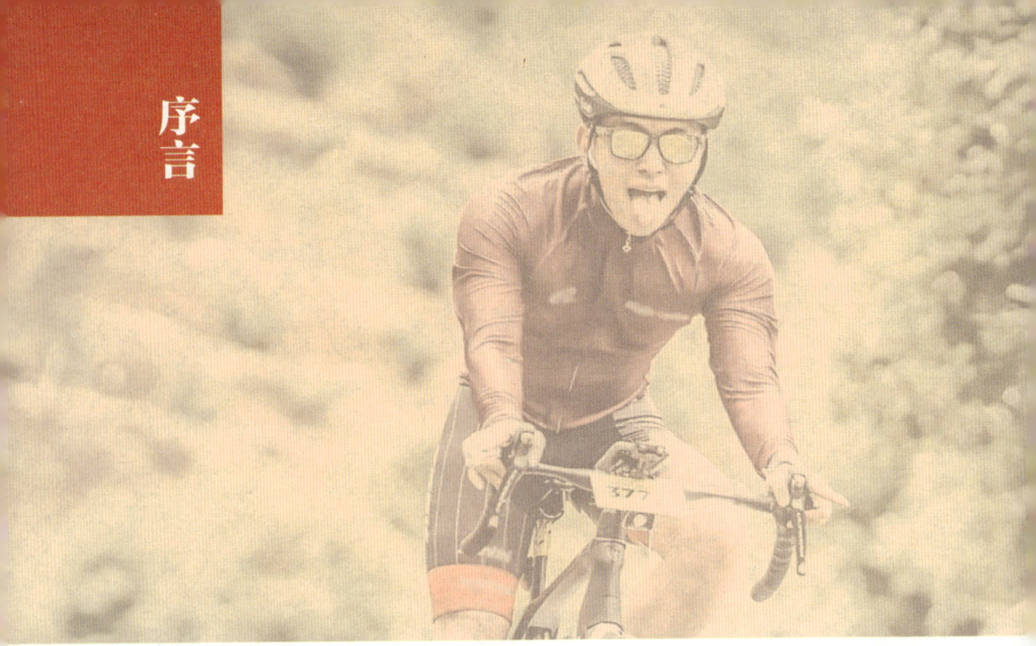

序言

本书作者是我的前同事，支付宝赛艇队的队友，在工作上我们也有交流合作，更重要的是我们还有一个共同的爱好，就是参加铁人三项运动。当作者邀请我来分享参加铁人三项的心得体会时，我认真思索了一下我为什么会这么热爱铁人三项。参加铁人三项这项运动，不仅能够让你拥有轮廓分明的腹肌，黝黑的皮肤，还能给你带来无穷的精神力量。

缓解压力

铁人三项于我而言最大的获益是“减压”。进行铁人三项训练，是在我入职阿里巴巴的第二年开始的，随着各种不适应和工作压力袭来，我加入了阿里巴巴铁人三项俱乐部，跟着大家一起训练，游泳、自行车、跑步项目一个个练起来。经过规律、高强度的训练，那些不适应和压力逐渐变得没有那么让人烦恼了。

铁人三项训练会让你在每天的训练和比赛中学会抗压和抗疲劳。尽管铁人三项是一项艰苦的运动，但它有助于减轻压力，我把参与这项运动看作一个能让我“满血复活”的机会，能把我从工作、家庭和生活压力中解放出来，以更好的精神面貌来面对压力，而且不管你训练前感觉多糟糕，训练结束后总会神清气爽。正是因为长期保持训练，我才能有一个积极的心态。

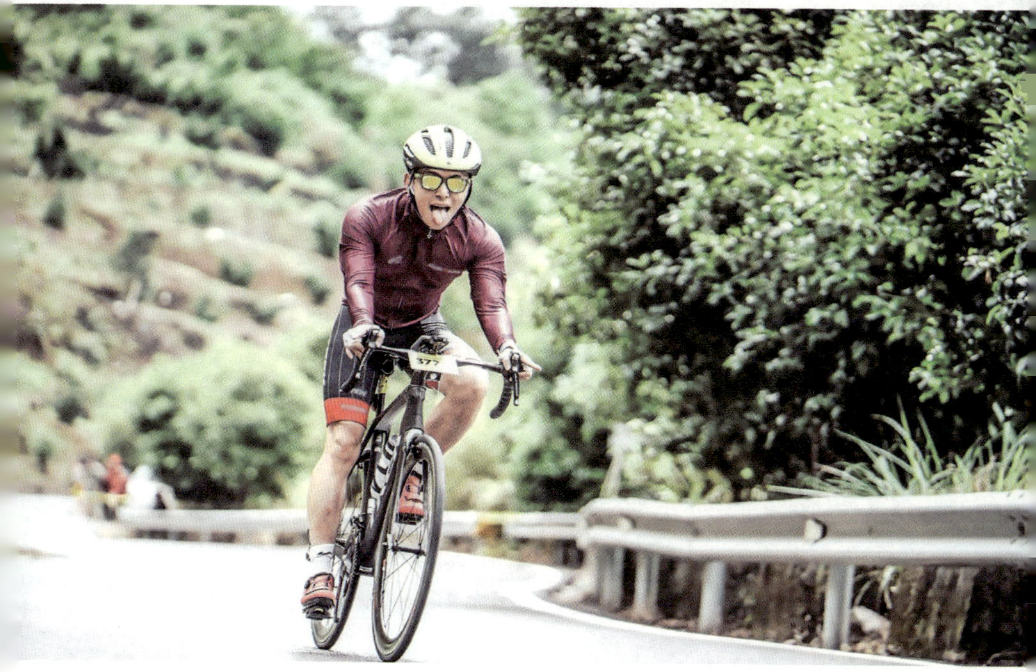

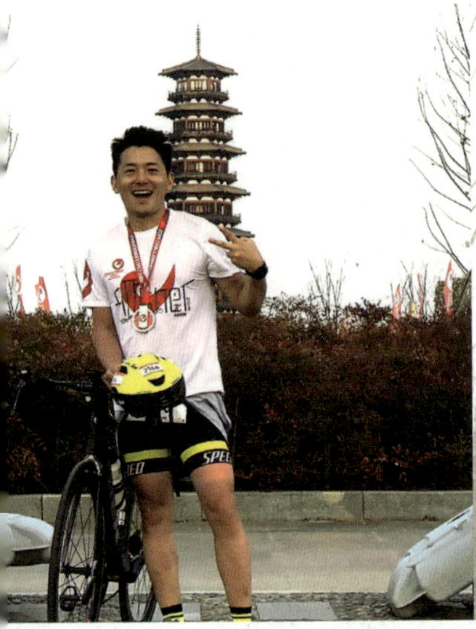

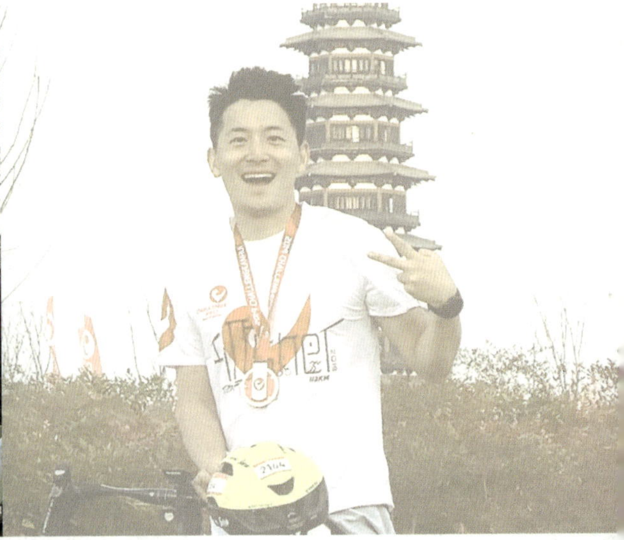

提高工作效率

进行铁人三项训练能让你保持专注并且提高你的工作效率。着手准备一次铁人三项比赛是一个“庞大的工程”，我的游泳教练和自行车教练会给我安排严格的训练计划、作息时间和饮食控制，随之进入一种非常健康的生活模式，这可以大大提高我的工作效率。高强度的工作和高强度的训练在足够的效率驱动下，可以相得益彰。我把每天分为多个时间段进行训练，最大限度地利用自己的碎片时间。当我完成训练后，总会感觉神清气爽。我一般每天早上 7:30 开始游泳训练，8:50 左右就能够满血复活，投入当天的工作中。

让人充满自信

铁人三项的训练和完赛会让我们重新意识到，只要有决心和专注力，没有什么是不可能的。在几年前参加广德 IRONMAN 比赛时，从开始为比赛制订训练计划，到每天刻苦训练，到最后站在赛场上，我拖着磨破的大腿，带着长满水疱的脚趾及晒伤的肩膀，比完了最后的半程马拉松比赛。当你到达铁人三项比赛终点时，你就会发现，这世上好像没有什么是不能完成的，好像没有什么是不可能的，这种汹涌而来的成就感，不仅会让你明白你可以做得更多，更会让你渴望并且想要做得更多。

挑战自我是提高自信心的一个非常可靠的方法，完成一场铁人三项比赛完美地诠释了这一点。完成一场铁人三项比赛能够让你体验从设置目标到制订计划，再到最后完成的全过程，而走过这三个过程的方法适用于生活中的任何挑战。在完成铁人三项比赛后，你会坚定信心，每个困难都可以经过分解，一步一步地克服。艰辛的训练和比赛中的逆境可以帮助我们找到“狭路相逢勇者胜”的勇气。

前段时间，我再一次在安徽广德完成了两倍于奥运铁三距离的 113 大铁，并且游泳、自行车项目和总成绩都创下了个人最好成绩（PB），比 4 年前在同一个赛道上的成绩快了近 20%。我很高兴自己做到了，也希望通过阅读郭鹏的这本书，有更多的朋友能加入铁人三项运动中来，并从中获益。

加油！

汇丰中国基金业务负责人 Peter

2024 年 2 月

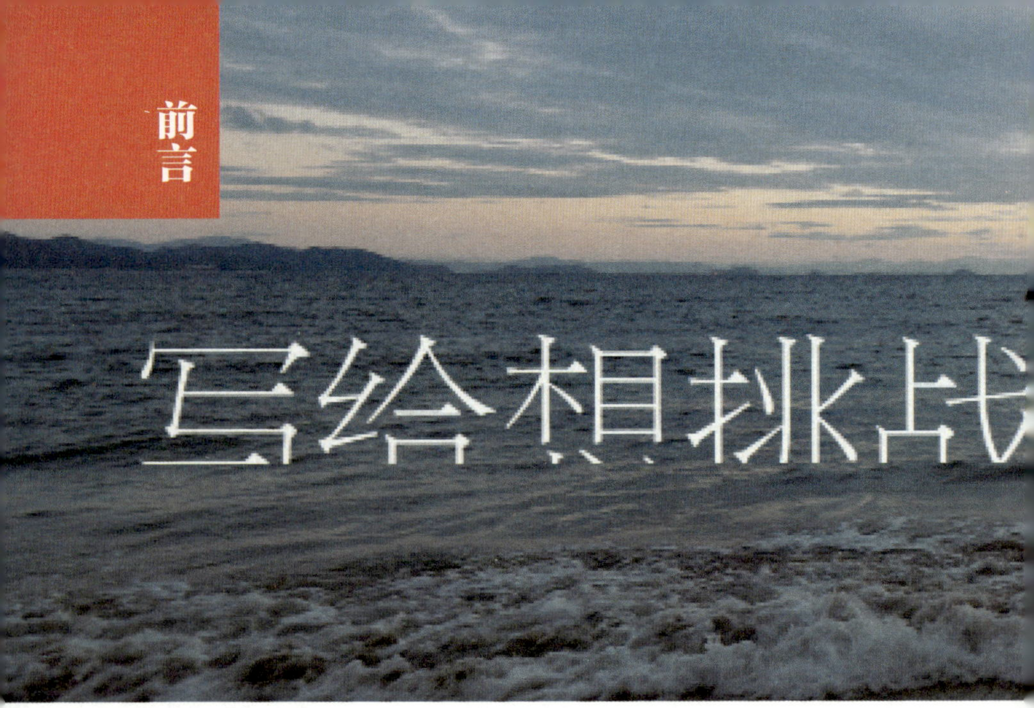

写给想挑战自己的人

你可能不知道自己为什么被铁人三项运动吸引，但英国登山家乔治·马洛里（George Mallory）说过的一句话可能可以解释部分原因：“因为山就在那里。”人类最美好的特质之一，就是不断挑战，然后享受这个过程。

我忘记在哪里看到过一句话，非常有意思：“能坚持自律、挑战不可能、相信那些看不到的东西的人，多多少少是有‘神经病’的。”我当时觉得很好笑，但仔细一想，这个世界是需要被那些有点“神经”的“异类”推动前进的。我看到不少业余铁三运动爱好者，平时是公司高管、优秀投资人或是各领域内忙碌的精英，除工作外还要兼顾家

庭，但是他们反而能更好地抽出时间，坚持自己的训练计划。从这个角度来说，他们也“病”得不轻。也许，这些坚持目标、热爱生活、勇于挑战的特质恰好也是他们成功的要素。

前百米飞人胡凯曾说：强身健体其实是体育最末流的功用，如果只是单纯为了强身健体，而不是深入地参与进来，就永远体会不到体育最深刻的奥妙。我想，他说的奥妙就是指竞争、协作、勇气、专注等人类的美德。

年龄不是这项运动最大的阻碍，铁人三项的平均参赛年龄在 34 岁左右，2018 年 KONA 世锦赛上，有一位 86 岁的日本老人完赛，他是 69 岁才开始训练铁人三项的。也许，这项运动最大的障碍是你还没有找到一个合适的时间开始。

我大概在 2017 年开始接触铁人三项运动，我觉得我的铁人三项之

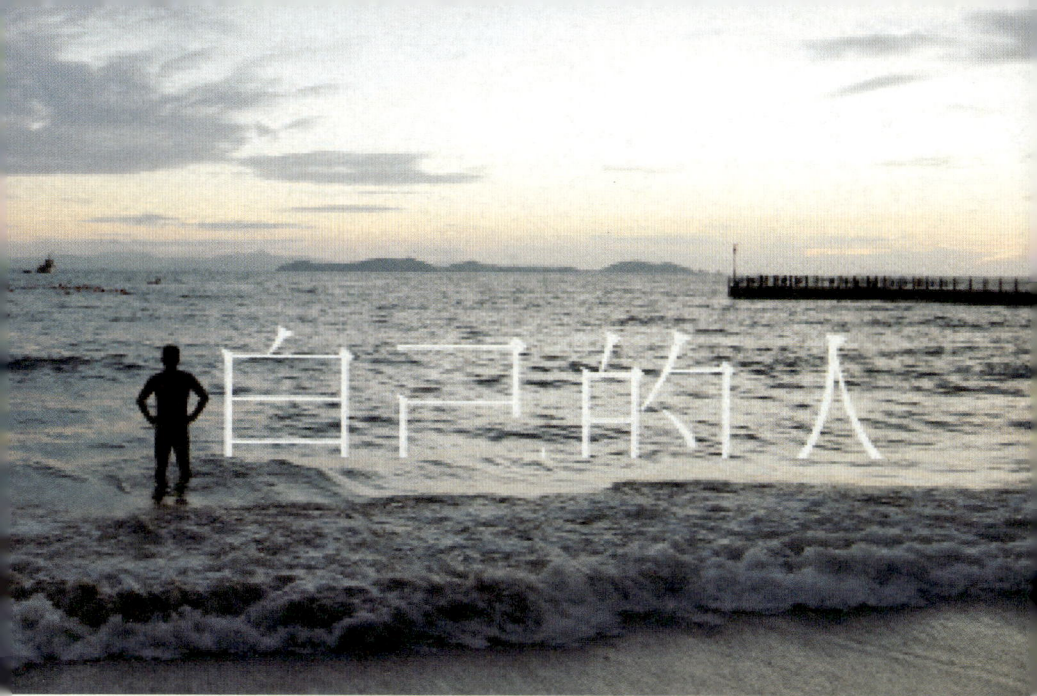

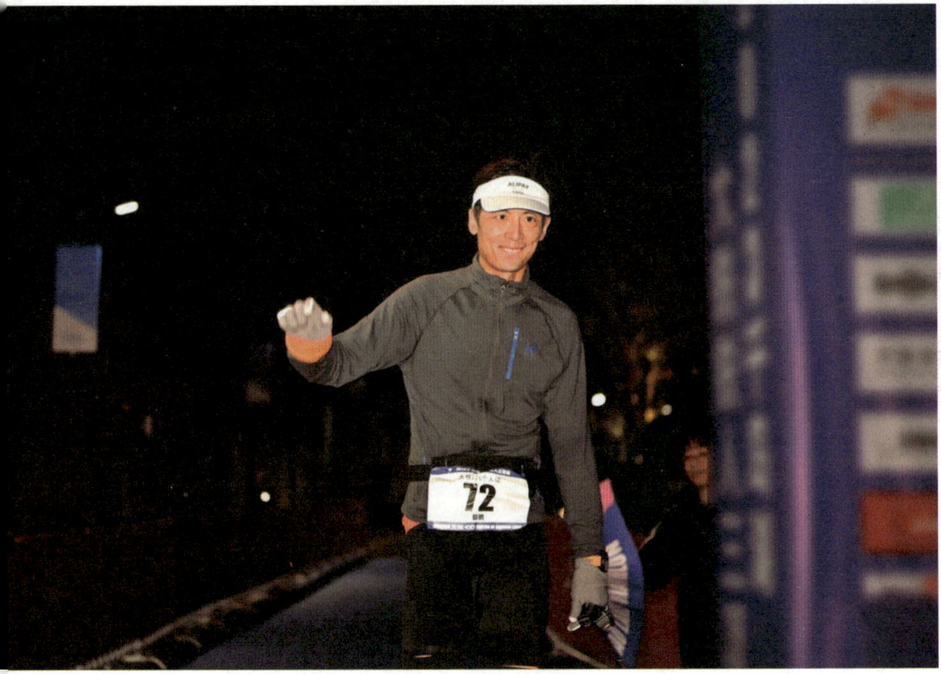

路可供大多数业余爱好者借鉴，因为基础不好、工作繁忙、年龄不小、知识不够这些不利因素在我刚接触铁人三项运动时都存在。

可能我天生就容易被登山、跳伞、帆船这种刺激的东西吸引。记得那时我正在逛一家北京的自行车店，店内正巧在举办铁人三项的讲座，一听说有这么个“变态”的运动，我立马兴奋了起来，听完讲座后立刻报名参加了不久后的一场奥运距离铁人三项比赛。我当时的情况如下：会断断续续跑步，但规律运动已经停了很多年，最好的成绩是跑完了一场半程马拉松；没有在公开水域游过泳，自由泳也不算熟

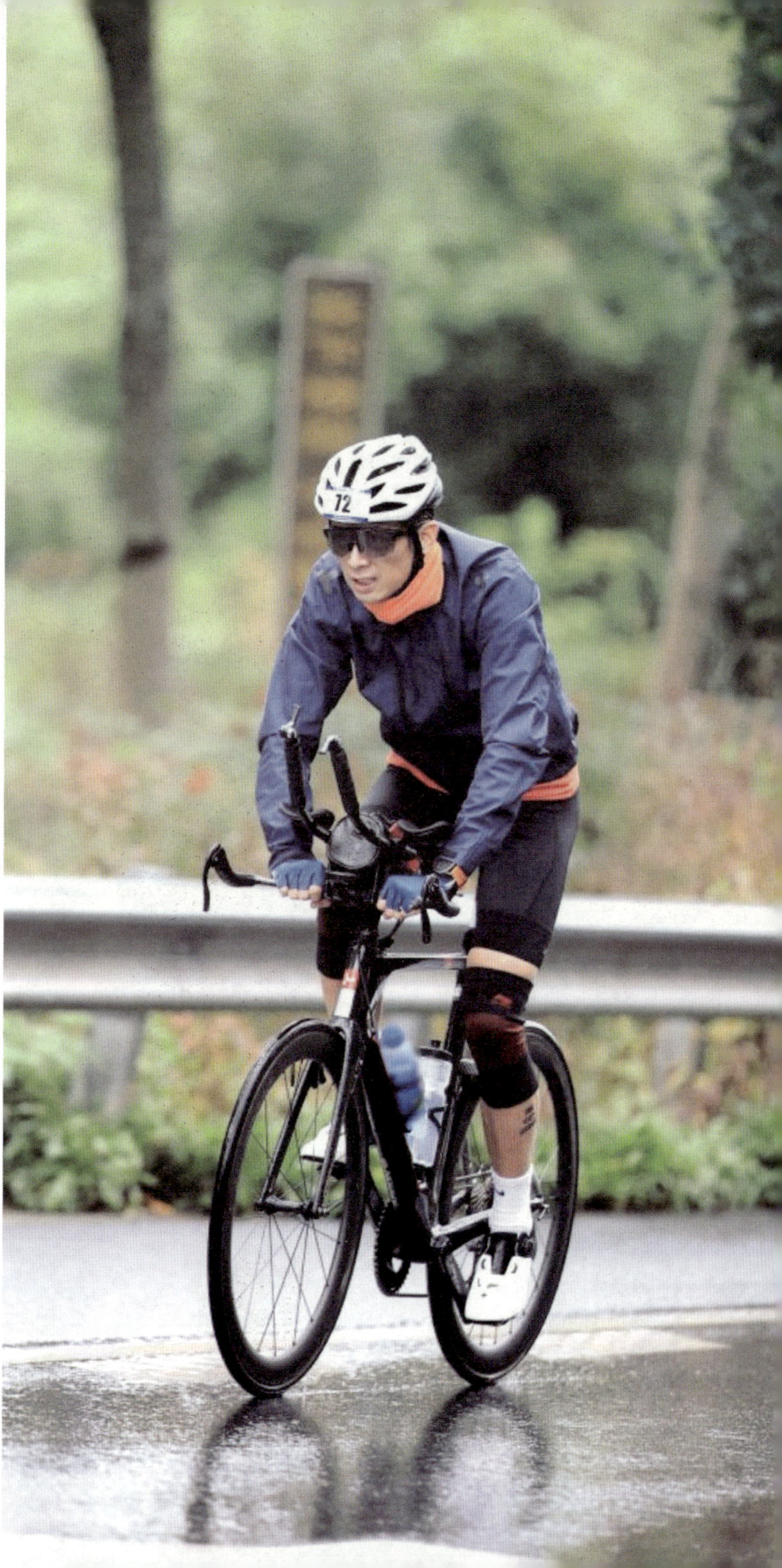
72

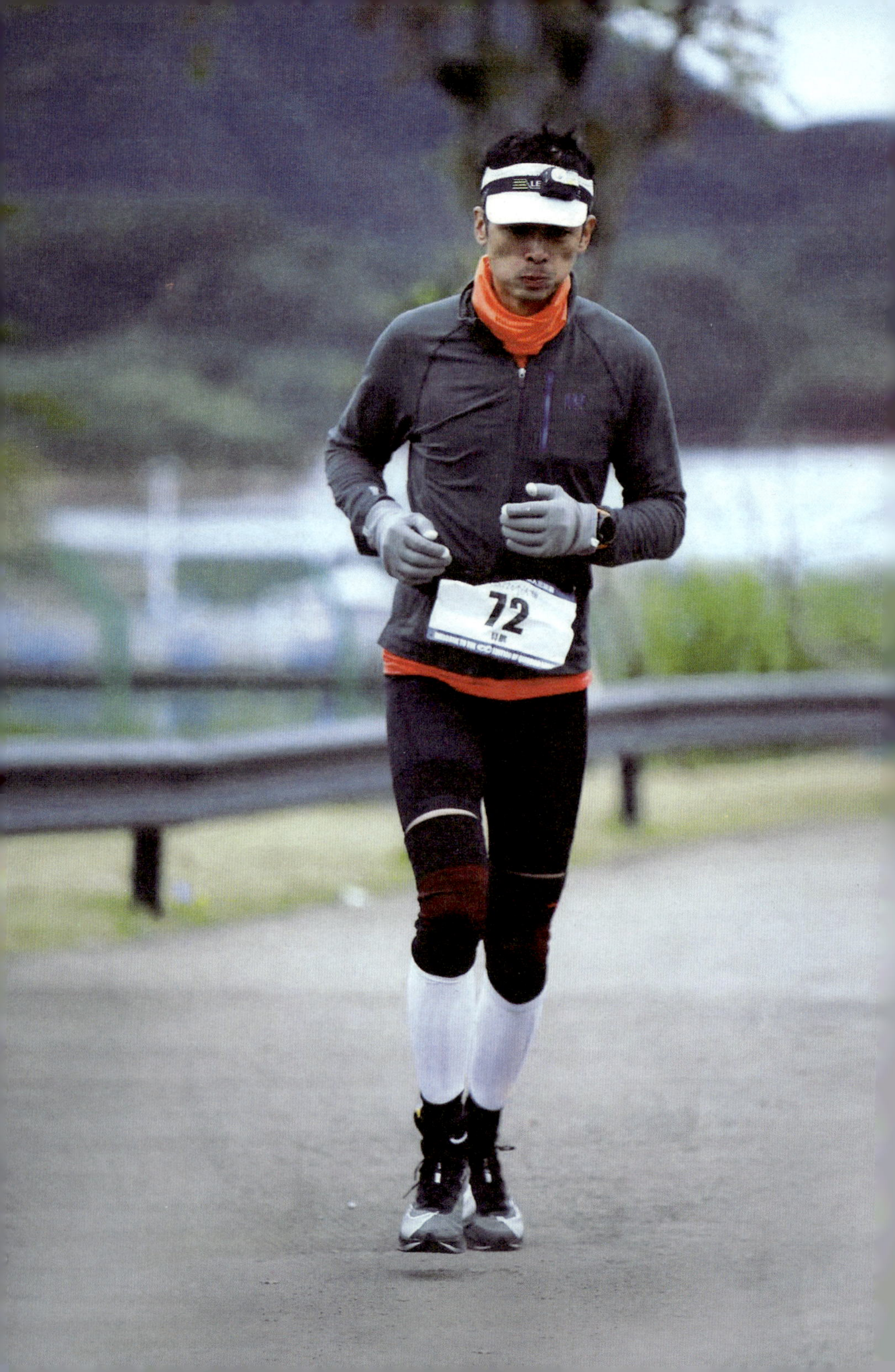
72

练；至于自行车，我基本停留在骑共享单车的水平，刚刚买了自己的第一辆公路车。我的第一次铁人三项比赛简直是跌宕起伏，刚下水就因为被大家推推搡搡乱了阵脚而差点儿呛到，全程基本靠蛙泳前进，完全不敢自由泳。自行车赛段的前半段骑得太猛了，导致后半段需要爬坡时只好下来推车，到了跑步赛段就全靠意志力坚持了。所幸我跌跌撞撞地完赛了，兴奋和成就感爆棚。

我参加的第二次铁人三项比赛是在热带举办的，当时完全没有什么补给规划，只带了一瓶能量饮料就去了，于是很快体会到了体力消耗殆尽是怎么回事，成绩还不如第一次。不过，连续 2 次完赛使我的信心逐步建立起来了，后来我升级了功率计等装备，花时间加强了专项训练，摩拳擦掌地报名了半程铁人三项比赛。那个时候我天真地认为多带几个盐丸和几块巧克力就足够了，通过参加半程铁人三项比赛，我才明白原来自己准备得还远远不够。我在自行车赛段感觉状态还行，于是上浮了一些功率，没想到在后半程功率掉得一塌糊涂，刚一跑步就开始痛苦地抽筋，最后只能无奈退赛。

好在后续有一些喜欢钻研的朋友与我一起练习，虽然走了不少弯路，但是我逐渐更细致地对理论、规划、补给、装备等方面都进行了研究。更幸运的是，虽然当时已经入职了一家互联网公司，工作强度很大，但是我得到了家人的支持，能在密集的日程中抽出时间来保持训练。事实证明，只要有热爱和兴趣，时间总是可以管理的。就这样我完成了两次全程铁人三项比赛，也逐步总结出了适合自己的训练方式，甚至在那段时间，我把搁置了很久的赛艇运动都重新捡了起来，还取得了非常不错的成绩。那段时间刚好也是我职业生涯的一个重要转型期，不知道是不是铁人三项运动的精神鼓励了我，最终这段路程还是上升的，我也并没有因为训练而耽误什么，我甚至觉得创业、打工、登

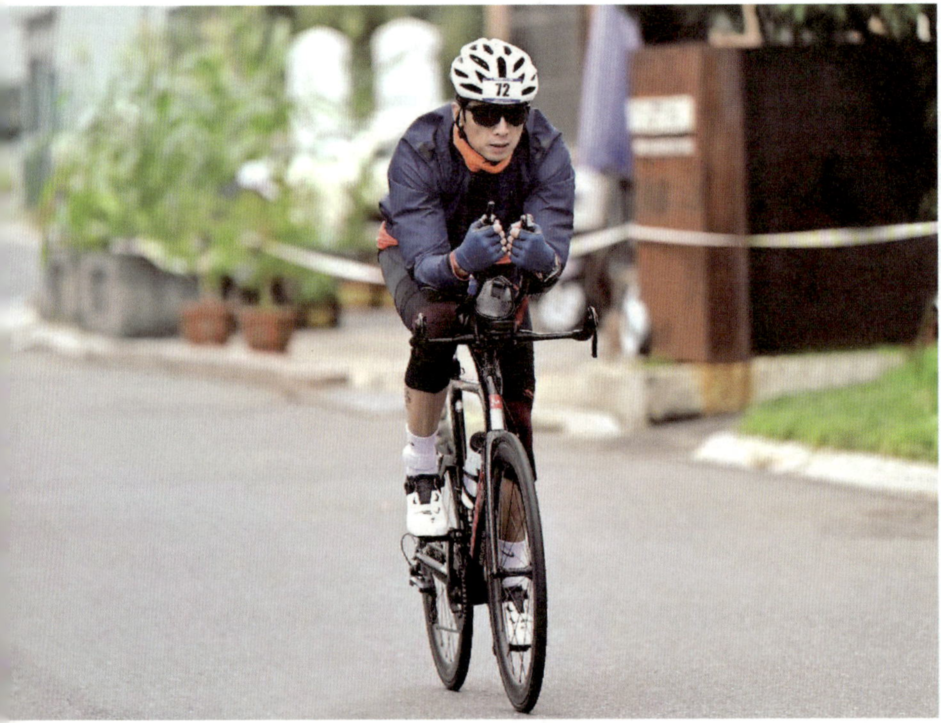

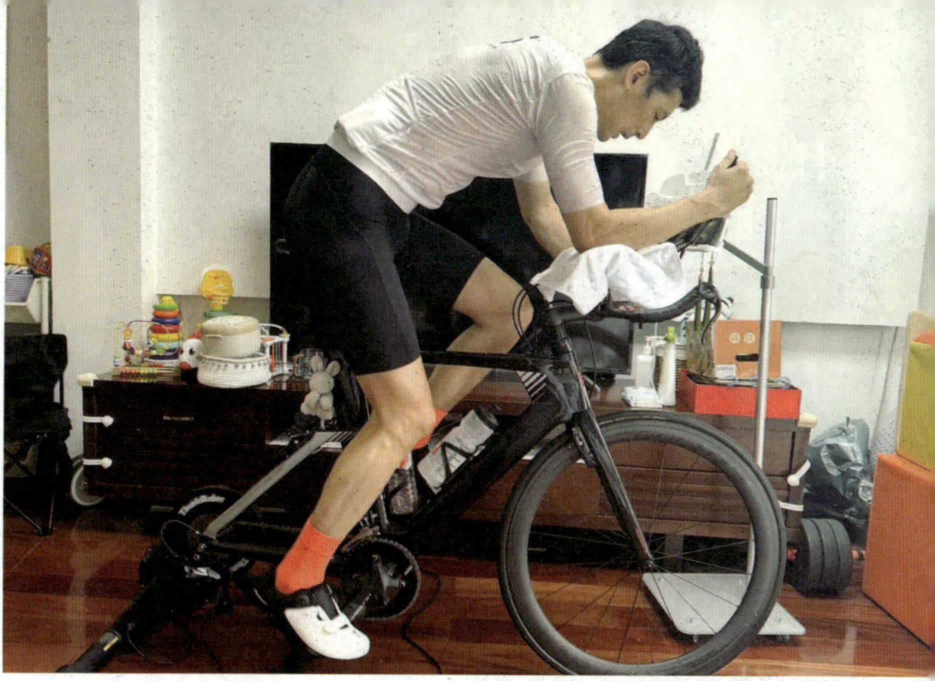

山、铁人三项运动有很多相似的地方：如果你的长期目标一直没有变，那你大概率会做成这件事。

杨绛也说过一句话，我印象很深：你喜欢吃草莓，你就立刻会买下草莓；你不喜欢香蕉，但考虑到对身体会好，你也会去买香蕉，所以喜欢就是单纯的，没有理性的利弊权衡。如果你能找到一个自己单纯喜欢的东西，那我想恭喜你，你会比别人充实，不管平时工作有多忙，生活有多暗淡，你喜欢的这个东西会从精神上支持你，不论你花了多少金钱、牺牲了多少休息时间，你都会觉得很值得。

已经翻开这本书，并读到这一页的朋友，请立刻开始你的第一次铁人三项运动吧！

郭　鹏

2024 年 2 月

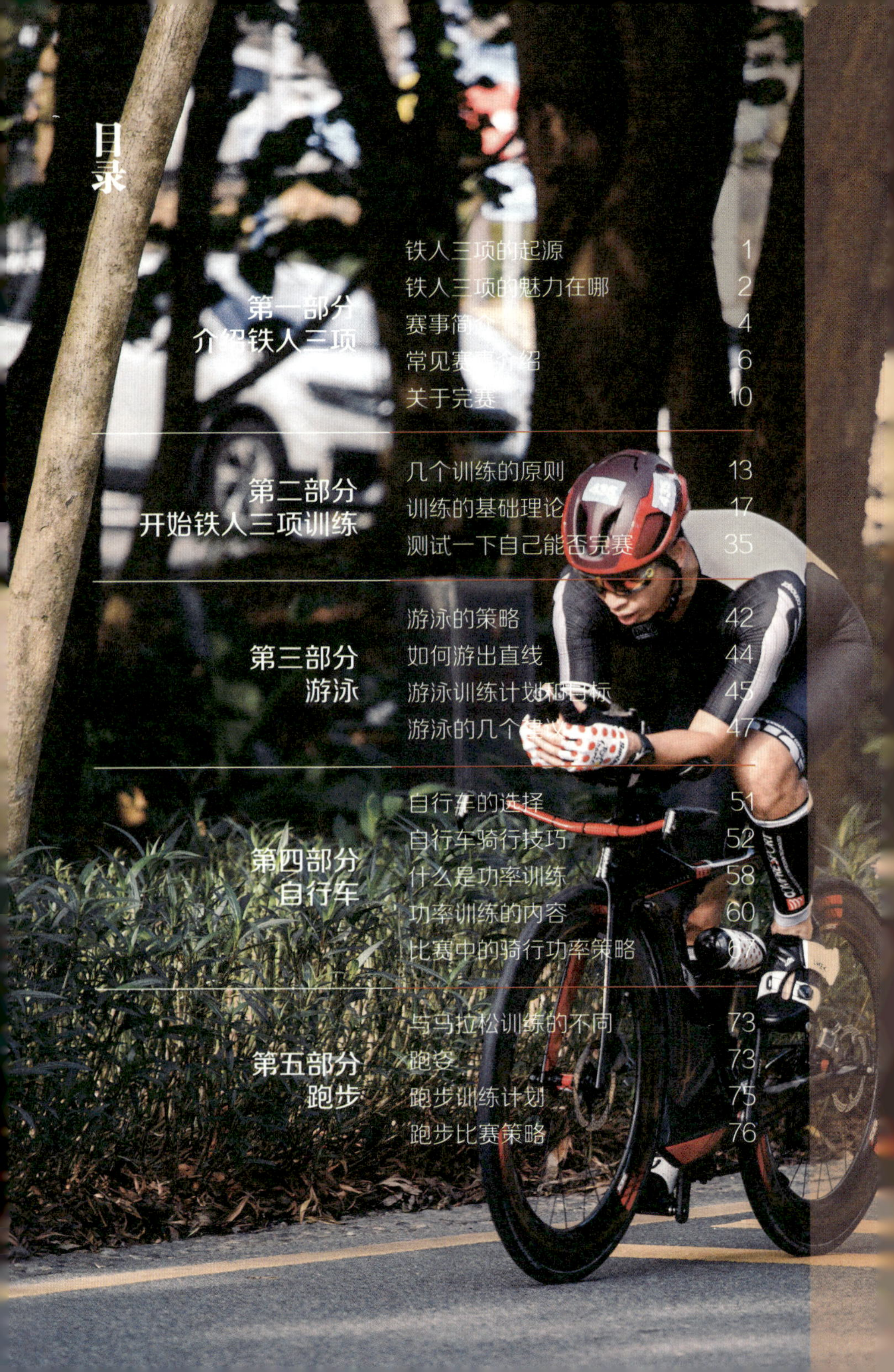

目录

第一部分 介绍铁人三项

第二部分 开始铁人三项训练

第三部分 游泳

第四部分 自行车

第五部分 跑步

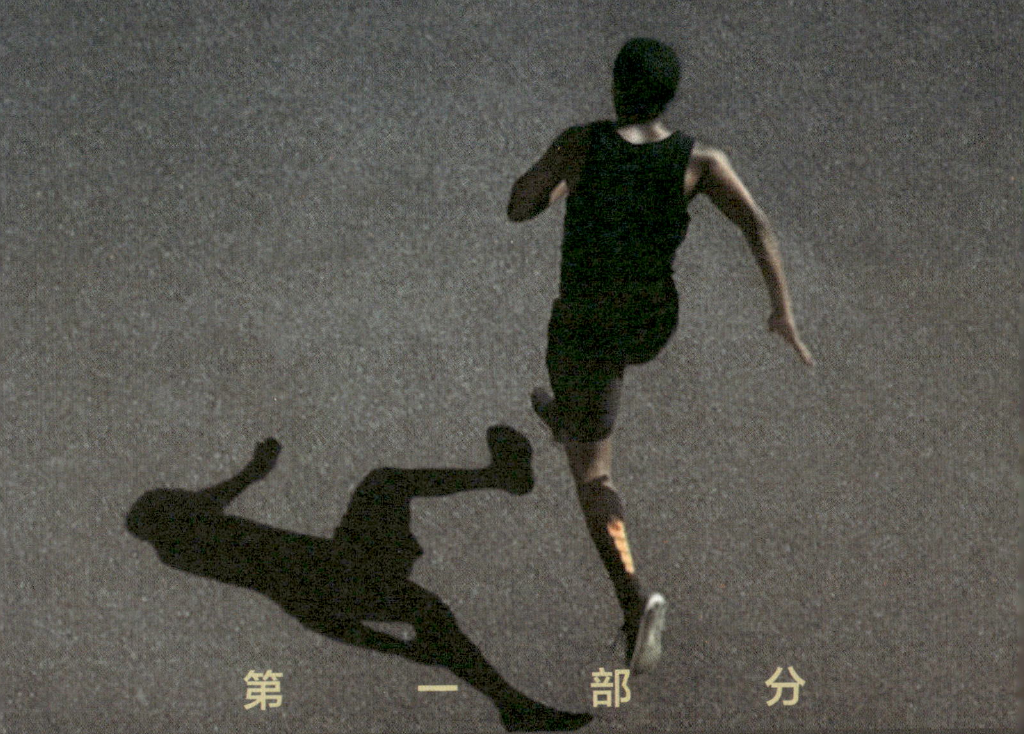

第 一 部 分

介绍
铁人三项

铁人三项的起源

其实早在20世纪20年代，法国就举办了“三项运动”（les trois sports）系列赛事。作为铁人三项的雏形，该比赛由3公里[1]跑步、12公里骑行和跨越曼恩海峡游泳组成，但比赛的知名度不高。时间到了1974年，两位美国人杰克·约翰斯通（Jack Johnstone）和唐·沙纳汉（Don Shanahan）在圣地亚哥跑步俱乐部的赞助下，在使命湾（Mission Bay）举办了真正意义上的铁人三项比赛（triathlon）。但是，那个时候的比赛还只是叫“三项赛”而非“铁人三项”，直到1977年，约翰·科林斯（John Collins）夫妇在夏威夷的一个颁奖晚会上在微醺中参与了一场争论，到底游泳运动员、长跑运动员和自行车运动员谁的耐力更好，为了说明这个问题，夫妇俩回想曾经参加过的圣地亚哥“三项赛”，便提议将夏威夷瓦胡岛著名的三个比赛——怀基基游泳赛、环岛自行车赛和檀香山马拉松赛结合在一起，看看谁能完成。1978年，这项比赛正式举办，名字也改成了夏威夷铁人三项赛（Hawaiian Ironman Thiathlon），“铁人三项”这个名字就正式确定了。第一年，海军通信军官戈丹·哈勒（Gordan Haller）以11小时46分58秒的成绩获得了冠军。不知道是应该感谢那场颁奖晚会上的酒精还是一百年前法国人的创意，总之这个世界正式拥有了“铁人三项”。

后面的故事有点曲折。据说在1983年，我们熟悉的国际奥委会前主席、我国人民的老朋友萨马兰奇（Samaranch）无意间看到了电视上的铁人三项转播，他主动找到了当时不列颠哥伦比亚省的铁人三项协会

---

[1] 公里即千米，下同。

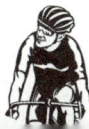

主席麦克唐纳（MacDonald），询问是否可以让铁人三项成为奥运会正式比赛项目。这看起来是天上掉馅饼的好机会，却导致了一系列的分歧和争论，最终在5年后的1988年，多个国家投票决定将铁人三项运动暂时纳入国际现代五项联盟（UIPM），为的是尽快借加入这个联盟让铁人三项成为奥运会正式比赛项目。但是，这个目的没有达成。1989年，国际铁人三项联盟（ITU）成立，麦克唐纳当选首任主席，总部设置在加拿大温哥华。经过麦克唐纳10年的奔走，ITU才慢慢被各国奥委会承认为合法的国际运动协会，并最终在1994年法国巴黎的国际奥委会大会上确定铁人三项为奥运会正式比赛项目。在2000年悉尼奥运会上，铁人三项第一次作为正式比赛项目产生了男子、女子两块金牌。值得一提的是，男子金牌由加拿大选手西蒙·维特菲尔德（Simon Whitfield）获得，他后来还获得了2008年北京奥运会该项目的亚军，并在伦敦奥运会开幕式上成为加拿大的旗手。

中国铁人三项运动协会于1990年成立，目前铁人三项也是全运会项目，每年有几十场专业赛事举行，业余赛事平均每年有50多场。

有两个比较有趣的有关铁人三项的数据：根据统计，铁人三项业余比赛前10名选手的平均年龄为35岁；2015年世界铁人公司（World Triathlon Corp，WTC）的一项调查显示，铁人三项选手家庭年均收入为24.7万美元，属于中产阶级家庭收入的较高范畴。

铁人三项的魅力在哪

如同高海拔攀登或者是潜水，甚至可以类比马斯克（Musk）的火星移民计划，铁人三项同样完美地诠释了人类对各种未知和极限的追求，这其实是人类进步的原动力。如果你能游 3.8 公里，那你能不能再骑 180 公里自行车，然后再跑一个马拉松？对新挑战的渴求就藏在人类的血液中，随着运动逐渐被人类推向更高的强度。铁人三项不一定是终点，可能还会有更难、更极限的运动在人类社会中不断出现。

很多人一开始接触铁人三项的时候，纯粹是抱有一种挑战心态，就如同跑步，跑了 5 公里就开始想跑 10 公里，然后是半程马拉松（简称“半马”）、全程马拉松（简称“全马”），最后铁人三项就出现在你的视野里了。但对我来说，并不单纯是铁人三项的难度吸引了我，更多的是它的特点在于不靠天赋，而靠坚持、计划、专注。铁人三项的运动距离，即使只以完赛为目标，也不是单纯靠天赋或者咬牙坚持能够做到的，必须要掌握各种知识，做好各种规划，协调好时间和家庭事务，还要长期坚持才能达成。除了需要充足的体力，铁人三项还考验规划能力、专注力、对时间的掌控力、对情绪的控制力和处理与身边人关系的能力。我是觉得，铁人三项就是人生或者事业的一个缩小版模型，接触它的最大乐趣不是不劳而获，而是长期努力后才看到自己进步时的成就。我们常常在年轻的时候自满于自己的天赋，为自己的不完美而遗憾，后来才发现“牛人”能成功大部分靠的是坚持和专注。

还有一点小鸡汤想灌给读到这里的读者：比赛只有十几小时，但训练要半年，甚至几年时间，好消息是只要你开始训练，就已经开始有收获了，有身体上的，也有知识上的，还有自我能力上的，也就是说最后的结果对非职业的各位来说可能没那么重要，只要每次都认真训练，一路上收获的风景就会让你不虚此行。

赛事简介

铁人三项（简称“铁三”）比赛的顺序是游泳、自行车、跑步，常见的几种赛事设置如下。

• 奥运距离：也叫“标铁”，由 1.5 公里游泳、40 公里骑行、10 公里跑步组成。

• 半程铁三：也叫“半铁”或“113 铁三”，WTC 也叫它“70.3 铁三”（单位为英里[2]），由 1.9 公里游泳、90 公里骑行、21.1 公里跑步组成。

• 全程铁三：也叫“大铁”或“226 铁三”，通常提到的铁人三项就是指“大铁”，由 3.8 公里游泳、180 公里骑行、42.2 公里跑步组成。

• 其他：主办方有时会根据场地特色适当修改比赛距离和难度，比如玄铁系列赛黄山站的骑行部分是 78 公里左右。

在比赛规则方面，铁三比赛与其他单独的游泳、自行车、跑步比赛都有所不同，比如游泳基本都在开放水域进行，泳姿不限，但要求戴指定的泳帽。专业比赛与业余比赛的规则也有所不同，专业比赛中水温低于某一数值（一般是 16℃）时会强制穿胶衣，业余比赛中水温低于 22℃时就允许穿胶衣；业余比赛一般允许踩水或者抓住漂浮物休息，而专业比赛一般不允许这样做。

铁三的自行车比赛除头盔为必需品外，部分比赛还要求配备车灯。它与常见的自行车大组赛的最大不同是不允许跟车，一旦发现会予以

[2] 1 英里 =1.609344 千米，下同。

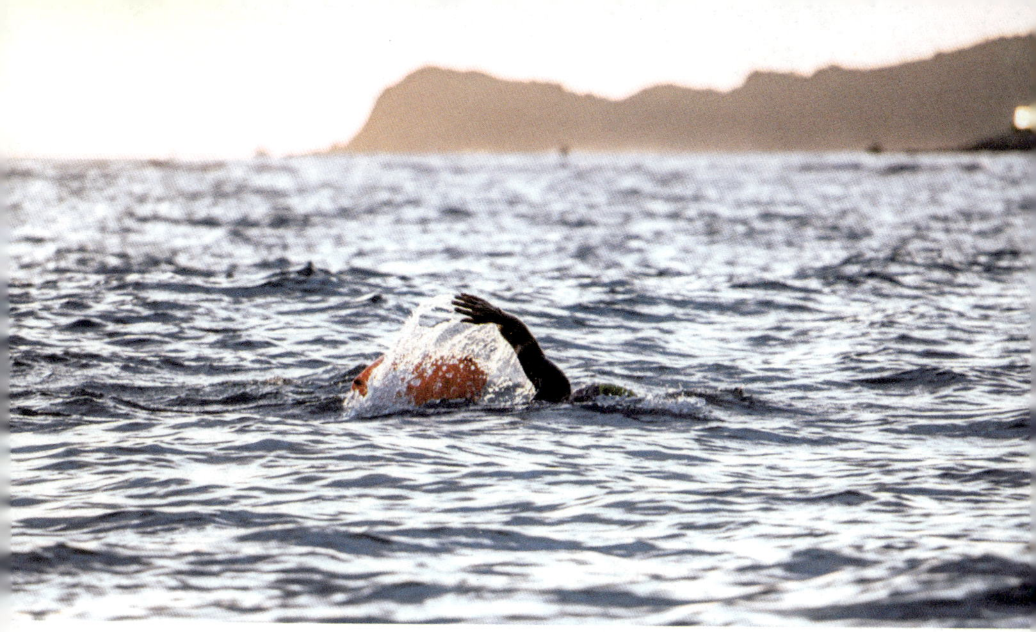

警告或者罚时。铁三对车型的要求较宽松，允许造型夸张的铁三车参加。需要注意的是，在铁三换项区一般会设置上车线，过线后才允许骑车，在此之前必须推行，返回时亦然，并且在推行的时候就要戴上头盔。

铁三的跑步比赛与马拉松并无太大不同，如果医生发现选手无法完成比赛，可以强制选手退出。

另外，每项比赛都有些自己的规定，赛前技术会上一般会进行讲解，选手必须参加。

这里说个有趣的话题：当你骑自行车的时候突发尿急该怎样处理？看过环法自行车赛（简称“环法”）的人可能有印象，有的选手会停下来在路边解决，有的可以边骑边解决，这是需要很强的控车技巧的，甚至需要队友帮忙。那么铁人三项比赛允许这样做吗？我查看过几个赛事的公告，并没有特别强调不可以这样做，但考虑到业余组的比赛时间很长，应该也不差这点时间，下车解决是最安全的选择。

常见赛事介绍

（1）世界铁人三项赛（IRONMAN）

IRONMAN 是铁三赛事的鼻祖，当之无愧的第一品牌。终极赛事之一的夏威夷科纳（KONA）大铁，也是 IRONMAN 举办的。很多人看到 KONA 的时候，不知道对铁三爱好者意味着什么，其地位就相当于波士顿马拉松之于马拉松爱好者，或环勃朗峰越野跑（UTMB）之于越野跑爱好者。IRONMAN 进入国内后目前只有半程铁三，也就是 IRONMAN 70.3，组织水平和赛事设计都不错。尤其是最后冲线的时候，主持人会大喊："You are an ironman（你是铁人）！"

2015 年，万达轰轰烈烈地并购了持有 IRONMAN 赛事的公司 WTC，随后 IRONMAN 在中国也逐渐有声有色起来，有了曲靖、厦门、西安、上海等多站比赛。2020 年，随着资本狂欢逐渐趋于平静，加之有其他的影响，万达以 7.3 亿美元的价格出售了 WTC 公司。不论从投资的角度来看是否划算，但这对于铁人三项运动在中国的推广起到了很大的助推作用。

（2）挑战家族（Challenge Family）

虽然只有 16 个国家举办，一年有 27 场比赛，Challenge 系列赛事却是我最爱的，其特点是细致的组织和热情的互动氛围，每次 Challenge 赛事主办方都会考虑随行家属的活动安排，志愿者的热情更是会让你备受鼓舞。你完全可以把比赛当作一次全家旅行，举办地一般也都是风景宜人的地方，丰富的活动安排让你的家人完全不用担心在你比赛的过程中会无所事事，连小朋友都会被照顾得妥妥当当。Challenge 系列赛最著名的赛事是德国的 Challenge Roth（罗特赛），罗特也是赛事所有者的公司总部所在地。每年有 5000 多名运动员到这个人口 5 万的小镇参加比赛，终点有数万名观众欢呼，选手要绕 U 形赛道进行最后冲刺，充分享受完赛的喜悦。别的不说，比赛的规模和气氛绝对很棒。对我这样的业余选手来说，KONA 太遥远，我会更加向往这项比赛。

在 2001 年之前，Roth 站的比赛也是属于 IRONMAN 的，但据说双方就场地条件是否合规产生了争执，IRONMAN 认为 Roth 的赛道不够长，游泳区域也太小，于是当地的主办方就另起炉灶，建立了 Challenge 系列赛事。

下面的特色比赛更加让人热血沸腾了，大家量力而行。

（3）苏格兰极限铁人三项（CELTMAN）

该比赛自 2012 年开始举办。苏格兰高地悠扬的风笛声、电影《勇敢的心》、威士忌可能是你对苏格兰的第一印象，当地人形容苏格兰高地“wild and sexy”（狂野而性感）。但是，在这个比赛中你将面对的可能是苏格兰北海冰冷的海水和高低起伏的地形。我随意摘录一段 2021 年比赛网站上的官方赛程描述来让你感受一下：在冰冷的大西洋海水中游泳 3.4 公里，周边水母环绕，这里的海水很冷且一直很冷，有可能还有风暴；200 公里骑行赛道历史悠久，包括了 2.2 公里的爬升，当你在最后三分之一路段试图放慢速度的时候，会有强烈的侧风；42 公里的跑步赛道有 1.6 公里的爬升，包括 2 座海拔 914 米的山峰。这种宣传看似会劝退很多铁三爱好者，其实对他们来说这可能是最好的广告词。

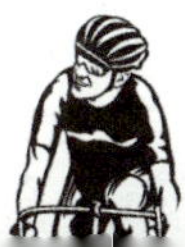

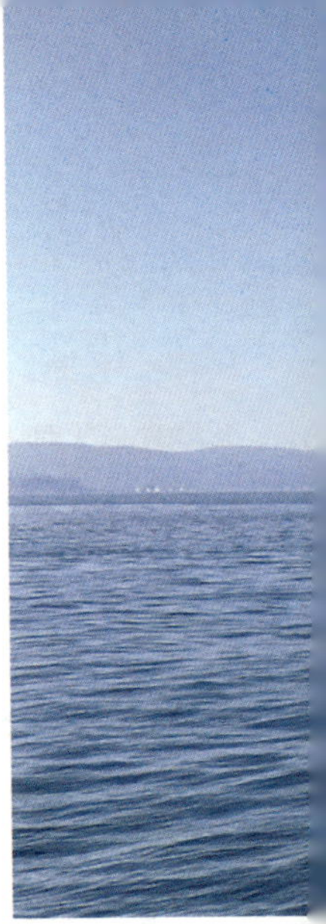

（4）挪威人超级铁人三项（Norseman Xtreme Triathlon）

先看看网站首页上说了什么：“这不适合你，不是针对你个人，但真不适合你，这只适合爱战斗的、有韧性的并且意志比身体更强壮的人！”

该比赛的特色是清晨5点在靠近北极圈的海面上开始，你要从渡轮上跳到冰冷的哈当厄尔峡湾里开始比赛，水温可能最高才17℃。跑步赛段的后程是在挪威山地上越野，甚至比赛还要求你有一位补给伙伴跟随，大部分人完赛后都哭得稀里哗啦。据说在山上的终点可以看到六分之一的挪威。由于条件过于艰苦，比赛限制每年只能有200多人参赛，但居然经常有好几千人报名抽签。即使大家不一定能去，我也强烈建议大家到网站上看看，在黑暗中从渡轮跳入海中的高清图片绝对会让你热血沸腾。

神奇的是，这项比赛的组织者只有一个人，还是兼职。

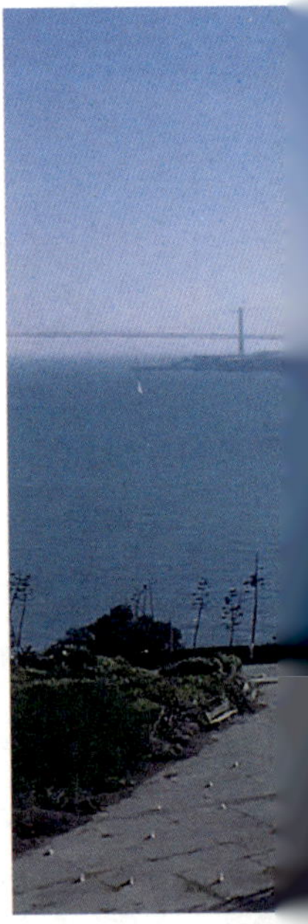

（5）逃离恶魔岛

恶魔岛是位于美国旧金山海湾的一个小岛，四面都是峭壁，从这里可以遥望著名的金门大桥（在各种灾难片中必被毁掉的那座桥）。由于水流湍急且海水冰冷，人们在恶魔岛上修建了监狱用来关押重刑犯，这段历史可以通过尼古拉斯·凯奇（Nicolas Cage）和

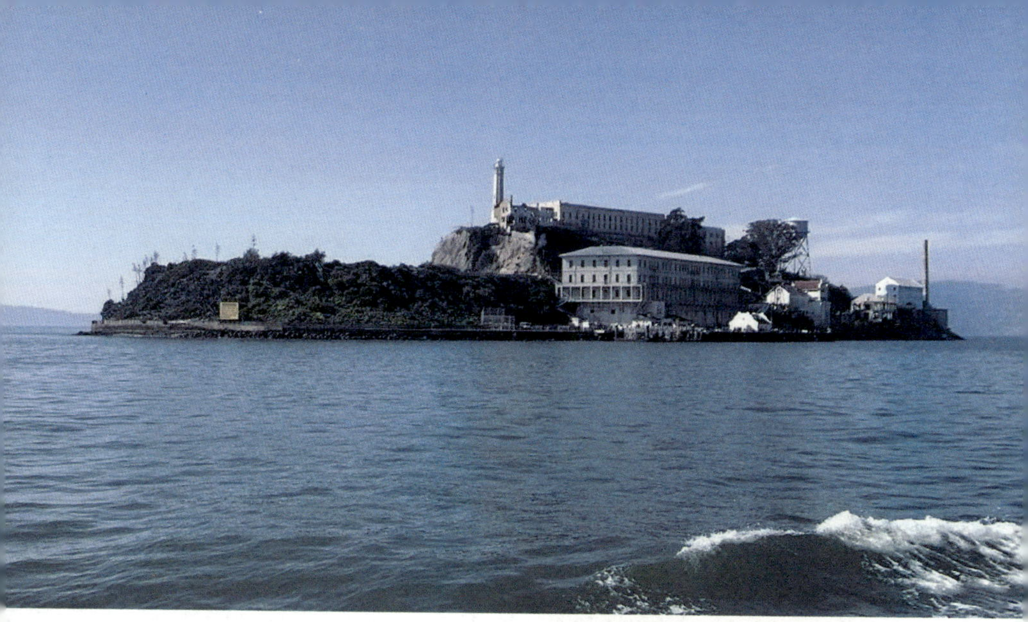

图 1-1　从渡轮上看恶魔岛

（拍摄于 2020 年）

图 1-2　从恶魔岛远眺旧金山和金门大桥

（拍摄于 2020 年）

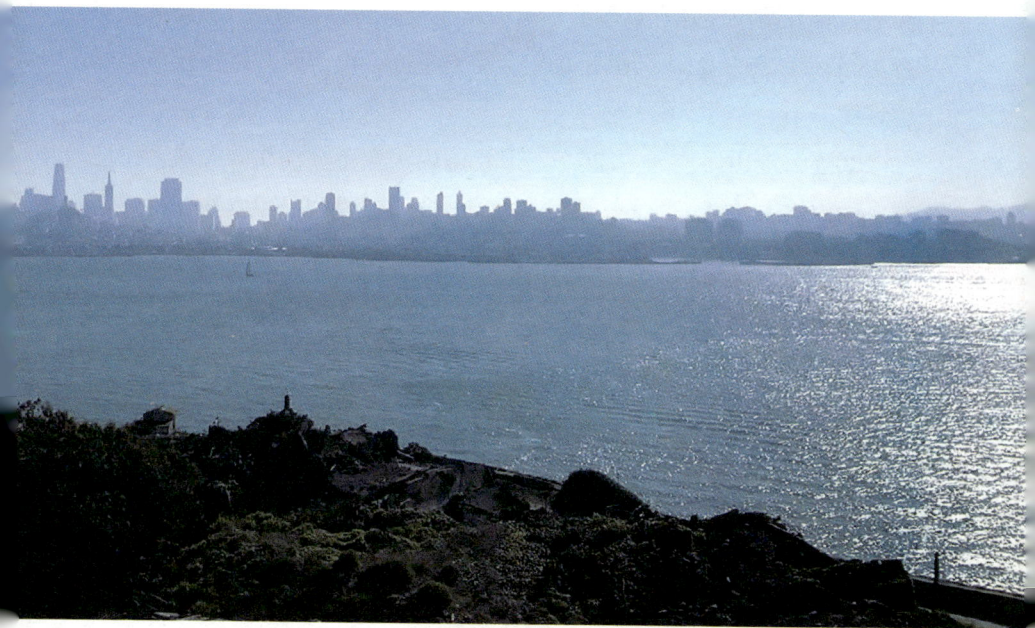

肖恩·康纳利（Sean Connery）主演的电影《勇闯夺命岛》来了解。据说自从 1934 年监狱落成以后，只有在 1962 年有三位猛男越狱，最后还下落不明。

比赛从恶魔岛开始，经过 1.5 英里的游泳、18 英里的骑行穿越金门公园，最后是 8 英里的跑步。

（6）国内比赛

①玄铁系列赛：有北京和黄山两站比赛，北京站采用标准的奥运铁三设置，其特点在于复用了 2008 年北京奥运会的铁三场地和赛道，说实话，爬升路段还是有点多的；黄山站比较有特色，游泳 1.9 公里，骑行 78 公里，跑步 21.1 公里，每年会略有不同，由于爬升路段较多，总体难度不小。

②连云港山海连云“226 铁三”：国内为数不多的 226 大铁，相信很多国内铁人的第一场大铁就是从它开始的。比赛以补给食物花样丰富而出名，我甚至在比赛中吃到了鱼丸和饺子。在赛道设置上，游泳是在海里进行的，这对不少铁人是个小挑战，且 10 月海水温度低同样是个要克服的问题。比赛场地都尽量利用了城市原有设施，从这里开始一场大铁，是个不错的选择。

关于完赛

对于什么是完赛，不同的人有不同的标准，且争议还很大，但我想说：都没有错。如果你还没有完赛过一次大铁，那么本书的目的是让你能在关门时间内完成比赛。相信大多数人都不是为了名次来参加铁三运动的，更多的是出于热爱，所以完赛就是胜利！当然，也有人倡导尊重铁三体育精神，可以把标准定得高一点：游泳时不扒浮球休息，骑行时不跟车、不下车，跑步时全程不走路。总之，尽自己最大努力，挑战了自己的极限，就是最棒的完赛。

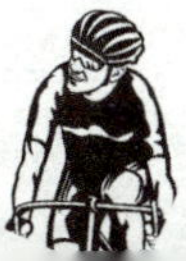

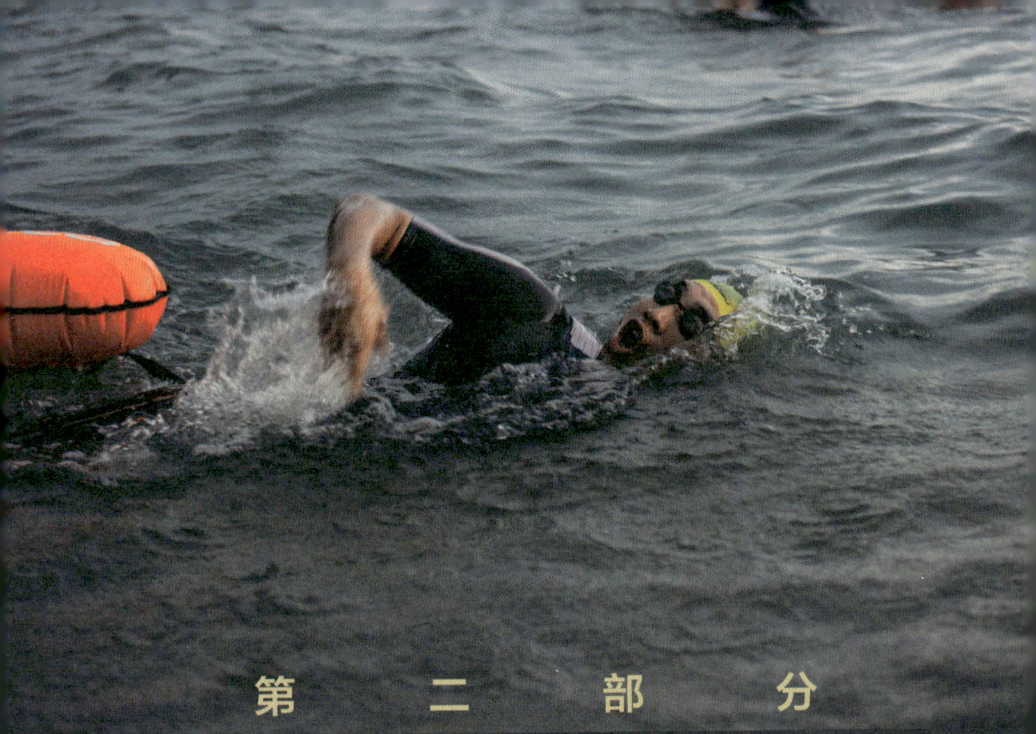

第　二　部　分

开始铁人三项训练

几个训练的原则

原则 1：每个人的身体条件、训练投入、目标都不一样，不存在一个通用的训练计划。

即使本书给出了一些计划，也只是供大家参考或者是仅仅以完赛为目标的训练建议，更重要的是透过这些建议告诉大家训练背后的原理，为将来更高水平的训练和比赛做入门引导。我从小就喜欢运动，作为理工男，一度热衷于寻找任何训练计划背后的科学道理，也接受过不少专业培训。但是，在后续的铁三和赛艇运动训练中，我逐渐发现，人体是个精密且复杂的系统，最先进的仪器也无法随时读取身体的所有数据，况且我们的情绪也是个大变量，所以完全依赖科学是不够的，这里面有一定艺术的成分。举例来说：同样身高、体重的两个人，即使平时成绩也相仿，在一次训练中，运动员甲轻松完成的训练却导致运动员乙受伤，这完全有可能是运动员乙前一天熬夜或者情绪不佳导致的。在训练中我推荐引入主观运动强度（RPE）量表，让你自己来把握运动中的一些度，这部分后续会详细介绍。但是，所有的创新和升级都是从模仿开始的，不妨先开始一个计划，等你有了经验后再自己慢慢调整。

对应行动点：先不要质疑训练计划，先开始一个计划，等自己有了经验再调整。

原则 2：千万不要受伤。

任何运动强度都要以无伤为前提。人生漫长，铁三也不是你的唯一，一旦有身体不适就要停止训练或者用其他训练来代替。训练量少仍然是可以缓慢进步的，但受伤却可能让你退回原点。跑步尤其容易受伤，因为跑步时你的体重会反复快速压迫你的关节，给关节造成很大的压力，所以跑步要有节制，不能像马拉松训练一样堆砌跑量，尤其是多个项目的合并训练，你的双腿已经很疲惫了，这个时候跑步就要谨慎加量。疼痛和酸痛是不一样的，大部分疼痛都是问题出现的前兆，一定要谨慎对待。

对应行动点：一旦有不舒服和疼痛就立刻休息。

原则 3：仔细思考自己训练的初衷，建立一个牢固的心理基础。

记住，你在进行世界上最艰苦的运动之一，没有捷径，不能着急，一定要按照计划来。退步和停滞不前也是训练的一部分，要多问问自己：我有信心树立一个半年甚至几年后才能看到结果的目标吗？

绝大多数普通人并没有专业的教练陪伴训练，很多高手也是靠自己来训练的，外在的激励往往是长期缺失的。所以，首先要有一个明确且强大的内在激励来促使你坚持半年甚至多年的训练，这个激励往往就是你参与铁三的初衷。到底是什么让你向往铁三？我强烈建议把你的初衷写在纸上，先权衡这个初衷是否值得你牺牲时间和金钱来追求。有时候，对外显摆你的完赛奖牌也是不错的初衷，如果这个初衷能一直激励你，也没有什么不好，把它写下来！

对应行动点：写下自己参加铁三的初心，一定要写在纸上，放在显眼的地方。

原则 4：做有目的、有效率的训练，少比多好。

如果能用最少的训练量达到训练目的，我们就绝对不应该追求更多的训练量，避免“junk miles”（垃圾训练）。最怕的就是那种高不成低不就的训练：明明在练长距离慢跑（LSD），最后还要来几组冲刺直到力竭；游泳练了一半，突然见到边上有人游得还挺快，就要追上去比个胜负。最好的方法是坚持自己的计划并带着目的训练，每次训练前问问自己今天练的是技巧、有氧、恢复还是力量。如果你能坚持6个月都跟着计划走，这比你每次都多做几组或者是在身体不适的时候坚持多训练一次要有用得多。

对应行动点：根据自己要参加的某个比赛制订计划或者就用本书中的一个计划，复印或者打印出来，贴在床头，严格按照计划执行，每天在计划表上打钩或者打叉。

原则5：避免过度训练，恢复和训练一样重要。

你要记得你的体能是在恢复的时候建立的，所以几乎所有的训练计划都会在每周安排休息日或者穿插低强度恢复训练，每个月都会有休息周，这也符合超量补偿的原理（后面会专门说）。但是，现实中敢于挑战铁人三项的狠人们，总是对运动上瘾，经常担心的问题是我可以再来一组吗？今天的训练量到底够不够？我的成绩进步得不如别人快吧？长期如此除了多了很多无用的“垃圾训练”并把自己感动得一塌糊涂，没有什么太大效果，反而会让自己对训练产生厌恶和恐惧。例如，间歇的最后一组如果已经开始有比较大的掉速，或者长距离训练导致自己已经痛苦到要吐，就赶快停止吧，我们要的是训练的疼痛，不是生理上的痛不欲生，这就是我们前面所说的“艺术”的那个部分。

我说几种情形，你可以自测一下是否常见。

①训练强度自己加：说好的低强度LSD，但感觉训练后没有那么疲

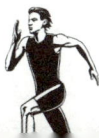

惫，于是加了点速度或功率，变成了一种不上不下的训练强度。

②外界刺激争个先：和队友一起骑自行车，说好的放松骑，但骑着骑着就变成了极限拉扯。

③该休息时加训练：本来是休息日，在健身房拉伸，被人怂恿来了一组“CrossFit”（混合健身）展示肌肉。“CrossFit”是一种起源于美国的训练体系，强调的不是训练孤立的肌肉群，而是获得特定的运动能力。

④混入其他目标：感觉自己有点胖，少吃点或者加点训练把体重控制一下。

第一个抵达南极极点的人——阿蒙森（Amundsen）的故事我们可以借鉴，他在 1911 年开始率队向南极极点进发，想成为第一个抵达南极极点的人，同时还有另外一支由英国人斯科特（Scott）带领的考察队也在向南极极点进发，斯科特的队伍装备更好，也想要第一个抵达南极极点。路途中，阿蒙森第一次出发的时候遇到了暴风雪，无奈返回了大本营，第二次出发的时候天气仍然不好，但他坚持每天前进 28 英里，走得快了也及时停下来休息。最后，他比对手提前 5 个月到达南极极点。良好的计划给予他“量变引起质变”的机会，最终获得了第一个抵达南极极点的殊荣。

铁人三项训练又何尝不是如此。其实，宁愿每天少训练点，只要能力还是在提高的。如果忽略休息且过度训练，除了能力不一定增长，还有受伤、引起情绪低落、影响抵抗力等多项危害（是的，你没看错，我们常常认为多训练会增强抵抗力，但一旦超过一定的程度，你的身体就会一直处在修补受损的肌肉纤维、补充细胞内的化学物质、对抗肌肉和关节炎症的过程中，在一段时间内你的抵抗力反而会下降）。

常见的休息不足的身体和行为信号有情绪低落、运动成绩退步、嗜睡或者睡眠质量下降、注意力不集中、易怒、性欲减退、嗜甜、月经失调、腹泻、晨起心率变化、易受伤等。

保证恢复时间的诀窍也很简单——专注地坚持你的训练计划。还有一些小技巧可以参考：

• 控制不住自己的选手，少和别人一起骑自行车，休息日不要去健身房。

• 每天保持 7 小时以上的睡眠。

• 生病期间，尤其是患了感染类疾病，比如呼吸道感染等，要完全停止训练，快痊愈的时候可以从做恢复性运动开始。

• 恢复日可以采用最低强度的运动主动恢复，比如瑜伽、游泳、慢速骑车等，不建议选择跑步，疲惫的时候即使慢跑也有可能受伤。

• 运动后半小时及时补充含糖量高且含有蛋白质的饮料，不要怕碳水化合物超标，这对恢复有很大好处。

• 休息周可以去看些视频、书，学习点理论知识，或者利用这个时间保养你的器材，学习如何换胎等基本技术。

• 休息日和休息周把社交补起来，也可以多花时间陪陪家人，家人的支持是你完赛的重要因素之一。

训练的基础理论

这个部分更多是基础的理论知识，对所有的体育训练都有意义，建议大家还是要做充分的了解。当然，你也可以先简单通读一下，在训练中遇到不明白的问题时，再回来仔细看或者查阅补充资料。下文会说到

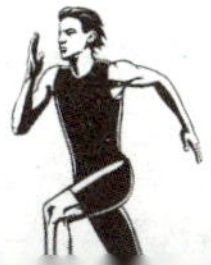

不少需要测试的基础身体数据，它们是制订后续训练计划的基准，如果时间不够，只能先测试一个的话，建议选择最大心率。

（1）超量补偿（overcompensation）和周期

首先，大家都知道训练要循序渐进，逐步增加训练量、训练强度和训练时间，一般每周增加的强度要控制在 5% 左右，这个过程是在寻找我们心肺、肌肉、血液细胞的能力极限，运动刺激后，细胞和组织会相应地进行破坏后重建，运动能力就会变强，比如肌肉纤维可能会先出现微小的撕裂然后愈合，愈合后的肌肉会更加强壮。但是，一次大强度的训练后，身体无法很快承受同样强度的训练，你的表现会变差，选择合适的渐进训练才会让你在恢复后能力稍稍变强。运动能力的变化曲线如下所示（图 2–1）：

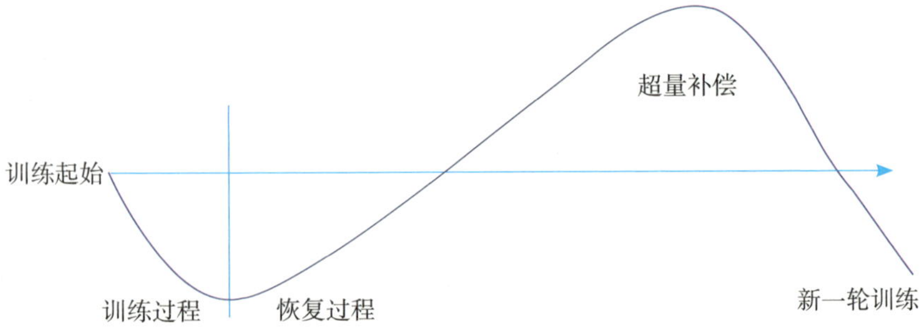

图 2–1 超量补偿周期的原理

我们就是要反复利用这个超量补偿来增加我们的训练负荷，提高运动能力。利用好这个原理要注意以下三点：

第一，每个人的超量补偿时间是不一样的，有氧耐力、无氧耐力、乳酸阈值、力量、爆发力都有不同的超量补偿周期。一般来说，力量的恢复周期较短，而耐力的恢复周期比较长。通常运动手表上都会提供一个建议恢复时间，这个时间基本上就是依据超量补偿理论得来的，可以参考。所以，要大胆休息和恢复，充分利用超量补偿的原理渐进性增加强度。

第二，体能是会衰退的，一段时间不训练就会下降，尤其是有氧耐力，几周就会让 VO_2max（最大摄氧量）下降 10% 之多，且要花费更多的时间重建，所以训练要有赛季的概念，集中一段时间备赛，尽量不要中断。现在几乎所有的职业运动员都是按照赛季来做阶段性训练的，通常是赛季前期注重提升单项能力和技巧，比如有氧、力量、游泳技巧等，中后期加入强度训练模拟比赛强度，本书也按照不同比赛内容给出了以赛季为划分的训练方式和训练量。赶快摒弃随意训练的方式，制订一个赛季计划吧。

第三，超量补偿的小周期叠加起来也是个长周期，我们的目的是让高峰出现在比赛前 2 周左右，你可以简单做个计算，逐渐加量到赛前 2 周时达到一个高峰，然后减量迎接比赛。如果是自行车项目，可以用功率计算，用过去 6 周的训练强度 TSS（训练压力指数）的平均值 CLT（长期训练负荷）减去过去 1 周训练强度的平均值 ALT（短期训练负荷），得到你的 TSB（训练压力平衡指数）。这个值平时应该是负数但高于 –10（绝对值小于 10，比如 –5）的，代表你在逐渐增加训练强度，在赛前应该变为正数，也就是你已经开始减量迎接比赛了（这些概念可以在第四部分自行车的内容中找到）。

减量通常来说需要 2 周时间，但如果是奥运标铁的比赛，可以缩短到 10 天或者 1 周。推荐减强度而不减次数，比如每周仍然有 2 次游泳训练，但是将长距离改成 3 个 500 米，或者是每周 3 次跑步，但时间由

1 小时减到 40 分钟，这样可以保证对每个项目的熟悉程度。最好还能多安排几个组合训练，比如 30 分钟骑行 +15 分钟跑步，甚至在赛前 1 天也可以用 1 组游泳 + 跑步来保持运动状态，其间有 10 分钟是用来模拟比赛强度的。大可不必在赛前专门休息几天，如果是在异地比赛，舟车劳顿，休息一天就足够了。

总之，超量补偿和周期理论是目前公认有效的训练理论，其中隐含着一个重要的道理：能力是在休息中增长的，要大胆地安排休息。

（2）能量和乳酸阈值

①能量：特意把能量供给的话题放在本书一开始重点强调，是因为铁人三项比赛是个长距离、长时间的运动，遇到无力、撞墙、抽筋都是很常见的，最核心的原因就是能量耗尽。我们首先要了解的一个问题就是人体的能量是怎么来的。能量的主要来源有三种：脂肪，肝脏和肌肉中的糖原，以及血液中的碳水化合物（简称“碳水”）。在低强度运动的时候，我们主要消耗脂肪来转化成能量，而随着时间和强度的增加，肝脏和肌肉中的糖原和血液中的碳水化合物就更多地参与到分解中来，以支撑我们的运动消耗。肝脏、肌肉中的糖原和血液中碳水化合物的分解速度要大于脂肪的分解速度，所以肝糖原和碳水化合物更容易消耗殆尽，这时候肌肉得不到充足的能量，我们就会疲惫无力。在 45 分钟的低负荷运动中，大约有一半的能量消耗来自脂肪，剩下一半来自肝糖原和碳水化合物。我们训练的目的就是让自己的训练强度维持在有氧运动的上限，但又不能变为无氧，这样可以更多地代谢脂肪来提供运动所需能量。

很遗憾的是，即使你体内的脂肪含量比较高，也并不意味着你能做很长时间的有氧运动，甚至可能会更差，只有专业的训练才能提高你利用脂肪供能的能力。人体对能量的利用非常高效，体脂率只有 8% 的专业运动员能利用身体储存的能量轻松完成一场大铁。

总结来说，身体的供能模式是从脂肪供能逐渐过渡到碳水供能，那么不同运动员的差异到底有多大呢？下面给大家看一下供能模式对比图（图 2-2、图 2-3）：

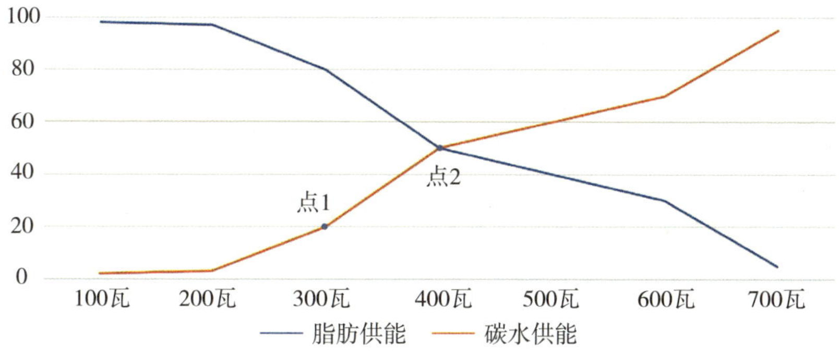

图 2-2 铁人三项运动员身体供能模式

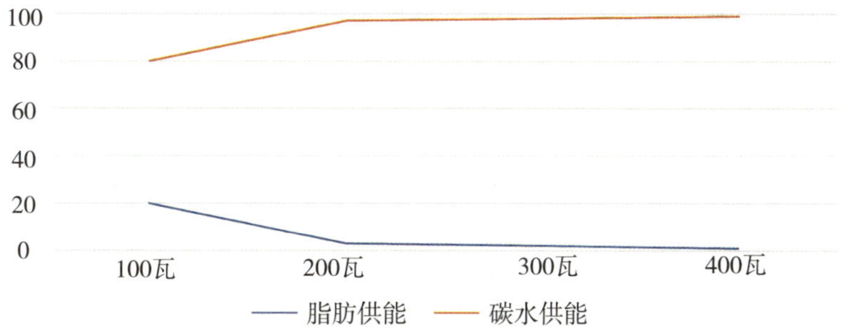

图 2-3 业余爱好者身体供能模式

铁人三项

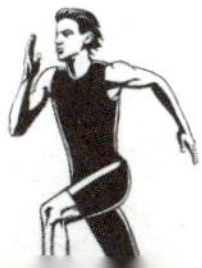

从上面两幅图中可以看到，铁三运动员在“点 1”功率输出达到 300 瓦特（简称“瓦”）左右的时候碳水供能占比才开始明显增加，到“点 2”的时候脂肪和碳水的供能比例才基本一样，而爱好者在 100 瓦输出的时候就已经将碳水作为主要供能来源了。现实中的差距可能比图中显示的还要大，所以进行大量训练，尤其是 LDS 长距离训练才更加有意义。

②乳酸阈值：上面说到的这个供能模式界限可以认为就是乳酸阈值，通常的理解是由于肌肉分解碳水化合物导致乳酸盐堆积，到一定程度时肌肉就会酸痛到无法运动（图 2–4）。其实这是人体的一种保护机制，如果我们能保证身体分解乳酸的速度大于堆积的速度，我们就能长时间地运动下去。所以，要想提高长距离运动能力，要么降低乳酸堆积的速度，要么提高运动员耐受乳酸的能力。这与咱们小时候做的数学题特别类似：水池里有一个水龙头进水，一个排水孔排水，问什么时候可以存满水池。必须要说明的是，这个界限也不是固定的，你的状态和环境都能影响乳酸阈值，即便能够随时测量血液中的乳酸浓度都不能精确描述，这就既需要你通过数值去估算自己的乳酸阈值，也需要你通过大量练习来感受自己的临界点。当然，乳酸阈值也不是像开关一样，到一个量级就自动打开或者关闭，而是一个范围，可以用心率或功率进行量化。

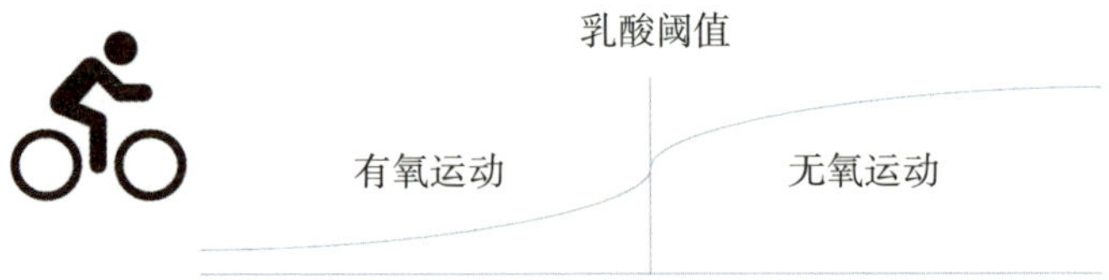

图 2–4 乳酸阈值原理

这里要说明一下，有个有氧运动的知名大锅——运动后肌肉延迟性酸痛，是乳酸一直在背的，但其实不是这么回事。运动后肌肉的延迟性酸痛其实不是乳酸造成的，一般乳酸在运动后 1 小时左右就已经被身体分解掉了，运动后 24 小时或 48 小时出现的延迟性肌肉酸痛其实是肌肉撕裂和炎症造成的，所以并不存在所谓“排酸跑”的说法，最好的恢复方式就是吃和睡。如果你觉得主动恢复更有效果，那么低强度的骑行和游泳可能更为合适，完全没有必要去追求高运动强度，只要让血液循环加速就足够了。

乳酸阈值测量最好的方法当然是在运动中采集血液样本，将乳酸开始显著增长记为第一个转折点，然后将乳酸增长速度大于身体去乳酸速度记为第二个转折点，读取这个点对应的心率和输出功率就可以。其实有很多三甲医院或者运动机构都能做这个监测，但是对一般的爱好者来说可能还是过于麻烦，我们可以用一套简单的方法测量乳酸阈值心率或者乳酸阈值功率（功率更多用于自行车项目，可以认为等同于功能性阈值功率，即 FTP）。

这里介绍一下乳酸阈值心率（LTHR）的测量方法。先说最简单的版本：用心率数据估计，可以直接跳到第 27 页查看。对于有一定运动基础的选手建议还是自己测试一下，取得较为精确的数据。常用的两种方法如下：

第一，用运动手表测试。多个品牌的运动手表都有这个功能。佳明手表要求在进行乳酸阈值测试前要先有 VO_2max（最大摄氧量）的记录，如果是新表，你在进行几次跑步活动后就可以自动获取数值，然后需要输入身高、体重等个人信息及最大心率的数值。最大心率的测试可以参看下文中给出的方法，也可以用“220 – 年龄”的最简单公

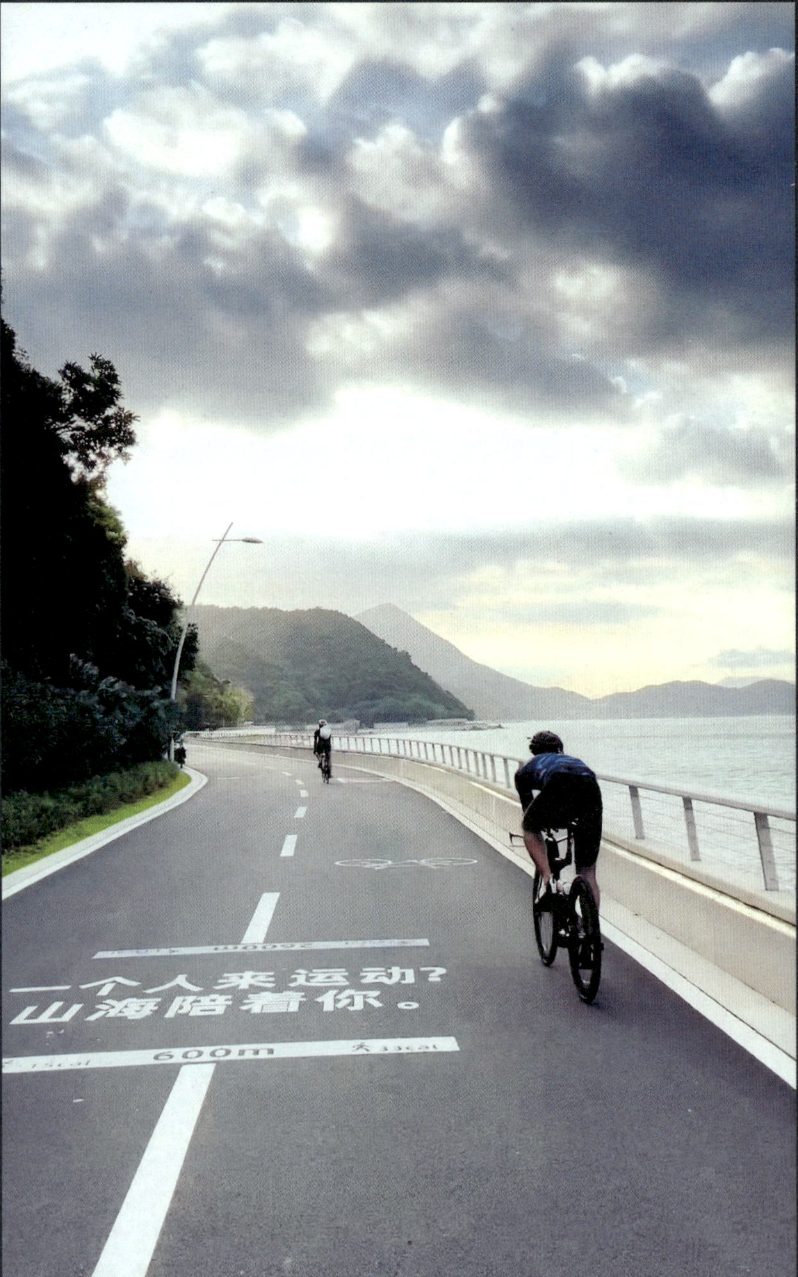
一个人来运动?
山海陪着你。
600m

式估算得出。有的手表获取数值时有个额外的要求，就是测试的时候必须佩戴心率带，但也有的手表并不要求这样做。测试时间为 20 ～ 30 分钟，选择跑步模式→长按 menu（菜单）键→训练→乳酸阈值测试即可。如果你经常进行运动，在设定板块的生理指标参数中可以开启自动监测，当你的运动符合测试标准的时候，手表会自动估算对应指标。

第二，如果你不想用运动手表来测试，可以自己采用下面的流程来测试乳酸阈值。测试采用的运动是跑步，如果你想用划船机或者自行车来测试，也是可以的。

先热身跑 10 分钟，然后用最大努力跑 30 分钟，且 30 分钟内的配速保持不变，记录跑 10 分钟和 30 分钟时的心率，两者相加除以 2 求出平均值（有的手表可以自动得到平均心率）。虽然前 10 分钟内不计算心率，但是你也要全力跑，因为这个测试方法要求测试者对自己的能力有正确把握，跑了一会儿速度就降下来了或者没有全力以赴都是不可以的。就我自己来说，一般是用跑 5 公里的最快配速加 10 秒来进行测试，比如我最快的 5 公里配速是 4 分 5 秒，那我的测试速度就是 4 分 15 秒。

（3）有氧耐力、力量和速度

与铁三入门相关的训练主要都是为了提高这三方面的能力：有氧耐力、力量和速度（图 2–5），尤其是有氧耐力。并不是说力量、速度、爆发力等训练不重要，只是每个运动和每个阶段的侧重不同，对于入门的铁三选手，应当专注于提升有氧耐力。下面就分别讲讲这三方面能力的训练注意事项。

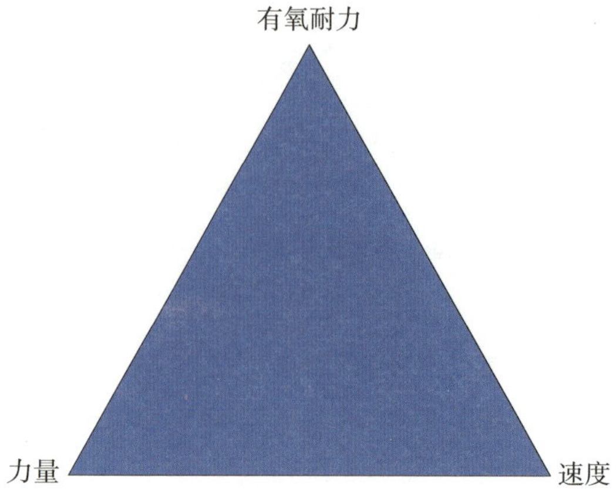

图 2-5　运动的基本能力

①有氧耐力：提升有氧耐力可以帮我们有效地利用体内的脂肪和碳水化合物，减少疲劳的发生。由于涉及心肺、血液系统和慢肌，因而有氧耐力的特点是天花板很高、建立周期很长、一般 30 岁以后才能达到巅峰。那么到底是什么具体的因素决定了我们的有氧耐力如何呢？答案是非常复杂的，但好在大家有一个共识：低强度有氧训练是最重要的一个方法。从训练角度看需要注意的就是要长期坚持心率在 1 ～ 3 区的强度，不可以一蹴而就，建议有氧耐力的训练量应达到总量的 80%。著名的赛艇教练沃尔克·诺特（Volker Nolte）也强调了这个观点[3]：同一横截面的肌纤维中，FTa 纤维（白色 – 快速 – 有氧型肌纤维）虽然比 ST 纤维（红色 – 慢速 – 有氧型肌纤维）提供更大的收缩功率，但 ST 纤维却能更好地利用能量，且低强度的耐力训练可能会使 FTa 纤维向 ST 纤

[3] 诺特．划得更快：赛艇训练的科学和艺术 [M]. 曹春梅，张秀云，译．北京：北京体育大学出版社，2011.

维转换，过多的转换可能不利于赛艇这样的快速划桨运动，但对于铁人三项运动我们要做的就是通过几百小时的训练让更多的 ST 肌肉纤维成长起来，增加我们的长距离有氧耐力。

②力量：大多数人会轻视铁三运动的力量训练，但其实力量对提高运动效率或者减少伤病来说都很重要，尤其是很多长距离运动者，经常由于力量不足而让关节受损。当你评估后发现力量不足的时候，就必须要在基础期加入力量训练，后期可以依靠铁三专项训练来维持你的力量。骑行速度不够的选手，要格外重视腿部力量的训练，我身边多位朋友都从腿部力量训练中获益，尤其是自行车项目的成绩得到了突破。

③速度：这里的速度特指你维持运动频率的能力，比如维持蹬踏自行车的踏频、划水的节奏及跑步的步频等。业余的铁三运动训练对速度的要求不多，有几个专项训练就足够，主要集中在游泳和自行车训练中，这部分在后面会单独讲述。

（4）功率、心率和 RPE 量表

①功率：功率是非常重要的指标，可以较为精准地对运动员的表现进行量化。鉴于功率主要应用在自行车训练中，本书会在自行车部分单独展开介绍，这里就主要介绍下心率和 RPE 量表。

②心率：有了各种运动手表，心率的读取已经不是障碍，且最近几年手表的心率测量精准度都在不断提高，这也让心率的测量变得更加容易。

人们普遍认为心率仍然是判断训练量和训练强度，乃至衡量恢复程度的最直观参数。常见的用心率作为区间来指导运动的划分指标有三种：最大心率百分比、储备心率百分比和乳酸阈值百分比。

其实三种心率区间的划分各有优势，其作用都是指导比赛和训练。如果你决定使用其中的一种，就要一直坚持，这样才能衡量你训练中的进步和变化。如果没有特别的偏好，本书建议使用储备心率百分比来指导比赛和训练。下面将给出这 3 种指标的测试方法和对比。

第一，最大心率百分比。

最大心率百分比，顾名思义，就是只用最大心率来确定心率分区，从而指导训练和比赛。

最大心率的获取有两种方法，最简单的方法就是 220 法——用 220 减去年龄，当然用这个方法得到的数据是不太准确的，用在铁人三项训练中是不够的，因此建议用跑步实测法获取最大心率。

跑步实测法也并不复杂，先找一个 400 米的标准跑道，热身后，第一次用八成力量跑 800 米，然后慢跑休息 3 分钟。第二次用九成力跑 800 米，慢跑休息 3 分钟。第三次全力冲刺 800 米，结束时看手表，得到一个心率 A，然后慢跑休息 5 分钟。第四次仍然全力跑 800 米，一定要坚持不能松懈，然后记录心率 B，再慢跑休息 5 分钟。如果第四次跑的心率 B 比第三次跑的心率 A 要高，则还需要继续跑第五次 800 米，直到跑不出更高的心率。理论上你倒数第二次 800 米跑的心率就是最大心率。要注意的是，只有身体健康，有过充分训练和有运动基础的选手适合用这种方法。

跑步实测法还有一个跑步机替代版本。充分热身后，你可以选一个你的轻松跑配速，比如 8 公里 / 小时开始跑步，然后每过 30 秒增加配速 0.5 公里 / 小时，直到无法坚持，然后逐渐降速，最后看心率记录找到最高处的拐点。要注意的是，有的跑步机的速度只能到 15 公里 / 小时，可能还没到你的极限速度，这样的话坚持跑足够长的时间或者增加坡度也是可以的，跑步机上的安全绳一定要提前固定。从我自己测试的结果来看，这两种测试方法得到的数据差距很小，在跑道上测出的心率会略高一点。

如果你想用划船机（也叫测功仪）来测试，则类似于跑步机版本测试，前提是你能熟练掌握划船机的基本使用技巧。测试前先热身 10 分钟，然后桨频从 18 桨 / 分开始，配速从你热身的舒适配速开始，每分钟都把 500 米配速提高 2 秒，可以通过增加桨频来提升配速，直到你桨频和配速都无法增加，这个时候的心率，就是你的最大心率。

取得了最大心率，就可以把心率分区应用到训练中了。针对最大心率百分比的区间划分如下（表 2–1）：

表2-1　最大心率百分比区间

区间	强度	最大心率百分比
区间 1	暖身区	50% ～ 60%
区间 2	燃脂区	60% ～ 70%
区间 3	有氧耐力区	70% ～ 80%
区间 4	马拉松配速区	80% ～ 90%
区间 5	无氧耐力区	90% ～ 100%

第二，储备心率百分比。

先说结论——建议大家尽量采用储备心率作为训练的依据。相比于最大心率百分比，储备心率百分比考虑到了每个人的最大心率和静息心率两个因素，且是基于最大摄氧量得出的，因此也更适用于长距离耐力运动的训练。储备心率百分比中的“储备心率”指的是最大心率减去静

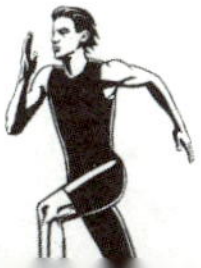

息心率，上文已经讲过最大心率的测量，那么还需要知道自己的静息心率。

静息心率可以通过简单的测量得出，在没有大负荷运动且休息充足的时间段，连续 3 天早上起来后保持安静 1 分钟，通过手表等设备测量心率，再计算出平均值就是你的静息心率。不少耐力项目运动员的静息心率可以低到 50 次 / 分以下，但也并不是越低越好，还是要根据每个人的不同情况来判断。

储备心率百分比区间和最大心率百分比区间有所不同，通常用 E、M、T、A、I 等字母或者数字 1 ～ 5 来表示，有时候还会用 D 表示热身，用 R 表示强度最大而不考虑心率（表 2-2）。如果在运动手表上设置了储备心率区间，则会显示对应的数值或者字母。我们测试乳酸阈值的时候，要让自己的心率区间落在 3 ～ 4 或者 T 区间内。

表2-2　储备心率百分比区间

区间	数值	强度	储备心率百分比
E	1.1 ～ 2.0	轻松跑	59% ～ 74%
M	2.1 ～ 3.0	马拉松配速	74% ～ 84%
T	3.1 ～ 4.0	乳酸阈值	84% ～ 88%
A	4.1 ～ 5.0	无氧耐力	88% ～ 95%
I	5.1 ～ 6.0	最大摄氧	95% ～ 100%

第三，乳酸阈值百分比。

如果你有不错的运动基础，且更加在意自己所能承受的训练强度，可以采用乳酸阈值百分比来指导训练，简言之就是如果你想走得更远、更好，就有必要了解自己的乳酸阈值心率。前文已经介绍过乳酸阈值心率（LTHR）和最大心率的获取方法，在运动手表中选择乳酸阈值百分比，并将上述两个心率数据输入手表，就可以得到乳酸阈值百分比的区间数据。需要注意的是，随着训练的进行，乳酸阈值会更容易发生一定的变化，这就要求我们每过一段时间就重新测试并更新数据。

很多专业教练都较为推荐基于乳酸阈值百分比的心率区间划分和训练方法，不同的手表和专家可能有不同的划分方式，本书建议如下（表 2–3）：

表2-3　基于乳酸阈值百分比的心率区间

区间	强度	跑步	骑行
区间 1	恢复	＜ 85%LTHR	＜ 80%LTHR
区间 2	基础有氧	85% ～ 89%LTHR	80% ～ 86%LTHR
区间 3	强化有氧	90% ～ 94%LTHR	87% ～ 93%LTHR
区间 4	乳酸阈值	95% ～ 99%LTHR	94% ～ 99%LTHR
区间 5	无氧耐力	＞ 100%LTHR	＞ 100%LTHR

③ RPE 量表：主观运动强度（rating of perceived exertion，RPE）量表，就是通过主观自我感受来评估运动的强度。RPE 是生理心理学家加纳・博格（Gunnar Borg）在 20 世纪 70 年代创立的，开始时有 20 个不同等级，1 是不做任何努力，20 是极度努力，但现实生活中为了便于使用，本书推荐的是简化的 10 级划分版本，具体如下（表 2–4）：

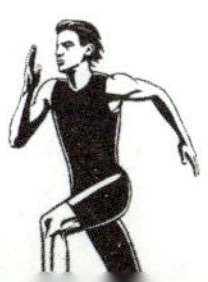

表2-4　主观运动强度量表

等级	自我感觉	运动和描述
0	没感觉	休息
1	很弱	伏案工作，呼吸平缓
2	弱	穿衣，无疲惫感
3	温和	散步，能感觉到呼吸，但很平缓自然
4	稍强	慢走、休闲骑车，轻微疲惫，呼吸稍稍加快
5	强	低强度慢跑和高踏频骑车，轻微疲惫，呼吸稍急促，肌肉有发力的感觉
6	中强	耐力骑行或长距离跑步的感觉，呼吸急促，肌肉有酸痛感，但可以完整地说出句子，可以保持很长时间的运动状态
7	很强	虽然没到乳酸阈值，但肌肉酸痛，呼吸急促，勉强能说话，但宁愿不说，在这种强度下能坚持 1 小时
8	非常强	超越对手或者间歇跑的感觉，非常疲惫，肺部和肌肉负荷很大，呼吸急促且无法控制，只能断断续续地说话，在这种强度下只能坚持几分钟
9	超强	骑车或跑步开始冲刺的感觉，完全无氧，喘不过气，无法交谈，高强度间歇训练时的状态，只能维持 1 ～ 2 分钟
10	极强	冲刺最后阶段的感觉，是不应该经常挑战的区域，彻底发挥自己的能力，最多坚持 30 秒

RPE 量表应用起来比较难的地方在于部分业余选手判断不准，其实 RPE 应该是越用越准的，只要你每次坚持一个衡量标准，多体会几次，总能找到一个固定的衡量区间。这也是我们所说的训练中“艺术”的部

分。RPE 量表可以和心率或功率等运动负荷数据结合起来以判断运动和训练强度。如果单纯地看心率，可能每个人的身体状态会不太一样，在一定区间内是可以参考的，但如果能结合 RPE 就能更好地做调整。举例来说，某运动员的最大心率是 200 次 / 分，简单按照最大心率区间来看，该运动员在跑马拉松的时候应该维持在 80% ～ 90% 的心率区间，但到底是 80% 还是 90% 就比较难判断了。如果最近训练较少或是天气较热影响发挥，该运动员在达到 75% 最大心率的时候就已经有 RPE 量表等级 7，甚至等级 8 的体感了，这个时候就应该进行调整，而不是死板地按照数据硬抗。

（5）VO_2max

VO_2max，即最大摄氧量，单位是 mL/kg·min，指的是每分钟在一定体重条件下的最大氧摄取量。随着运动量逐步加大，人体会更剧烈地呼吸，让更多的氧气通过肺部进入血液，但到了一定程度后，再怎么呼吸也无法利用更多的氧气了，这个时候的氧气利用量就是最大摄氧量。决定 VO_2max 大小的几个因素包括年龄、性别、体重、生活地区的海拔等，比如 18 岁的时候 VO_2max 达到巅峰，年龄每增加 1 岁，VO_2max 大约会降低 2%，而女性能比男性在更长时间内维持 VO_2max。但是，上面这些因素都不如基因重要，天生的因素决定了 VO_2max 的基础值，从而导致每个人的 VO_2max 有天壤之别，普通人群一般为 40 ～ 50mL/kg·min，但自行车和越野滑雪运动员往往能达到 80mL/kg·min，甚至更高。有人形容这种天赋间的巨大差异比珠穆朗玛峰与马里亚纳海沟的高度差还大。

听起来，VO_2max 对有氧运动能力是有决定性作用的，先天因素占

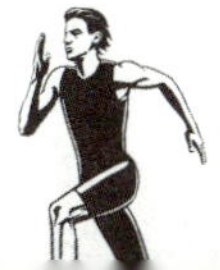

了更大的比重，但当你训练一段时间后 VO_2max 就不再显著增加时也不用过于沮丧。VO_2max 和能量利用效率之间往往此消彼长，挪威的自行车选手奥斯卡·斯文森（Oskar Svendsen）是目前有数据记录的 VO_2max 最高的人，记录到的数值为 97.5mL/kg·min，但你似乎没有听说过他取得辉煌的成绩，这是因为他的利用效率并不是最高，也就是说他没有更高效地把能量输出到自行车踏板上，消耗了大量的氧气。同样的研究在多地都进行过，你会发现当 VO_2max 升高后，运动员“燃烧卡路里”的效率就下降了；反之，优秀运动员的 VO_2max 未必就是最突出的，比如马拉松选手艾尔伯托·萨拉扎尔（Alberto Salazar）的 VO_2max 只有 70mL/kg·min，但他可以跑出 2 小时 8 分的马拉松成绩。

我们可以这样理解，VO_2max 就像汽车引擎，如果你天生有个好引擎当然是好的，但如果你的传动系统不行也会影响你的成绩，因而我们完全可以通过训练来提升效率，从而取得好的成绩。VO_2max 只决定了你的上限，但绝大部分人，包括那些铁三运动的高手，还远没有把上限水平发挥出来。

鉴于 VO_2max 并不是训练的核心指标，此处就不介绍详细的测试方法了，最简单的办法就是利用运动手表进行测量。当你佩戴运动手表一段时间后，手表会自动通过算法推算出你的 VO_2max 数值。如果你生活在大城市，很多运动机构、健身房或者医院都有设备来对 VO_2max 进行精确测量，感兴趣的话可以自行搜索。

测试一下自己能否完赛

前文已经介绍了有关心率、VO_2max和乳酸阈值的一些测试方法，下面主要介绍如何通过一些简单的测试评估自己是否具备了完赛能力，提醒自己未来的训练应该主要针对哪些方面。

（1）完赛时间评估

在进行单项训练前，我们首先要知道自己是否具备完赛的能力了。模拟跑一次全程铁人三项当然不现实，根据“关门时间”来测试可以帮你评估自己是否具备了足够的能力来完成一次比赛。

不同比赛的关门时间如下。

- 奥运标铁：一般总关门时间 4 小时，游泳 1 小时，骑行 1 小时 30 分，跑步 1 小时 30 分，包含换项时间。
- 半程铁三：参照 IRONMAN 70.3，游泳 1 小时 10 分，骑行 4 小时 20 分，跑步 3 小时，包含换项时间。
- 大铁：参照 IRONMAN 大铁，游泳 2 小时 20 分，骑行 8 小时 10 分，跑步 6 小时 30 分，包含换项时间。

关门时间的设定根据赛事的不同会有变化，但你可以先参照上述关门时间来做一下测试（表 2–5）：

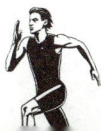

表2-5 完赛测试表

项目	奥运标铁	半程铁三	大铁
跑步	1 小时 30 分内跑完 10 公里	完成一次 21 公里跑步，可以跑走结合，但时间不多于 3 小时	完成一次 42 公里马拉松，可以跑走结合，但时间不多于 6 小时
自行车	1 小时 30 分内骑完 40 公里	连续骑行 2.5 小时，中途除了取补给和上厕所，不能停下来休息，补给按照比赛计划进行	连续骑行 5 小时，中途除了取补给和上厕所，不能停下来休息，补给按照比赛计划进行
游泳	1 小时内游完 1.5 公里	1 小时内游完 2 公里，可以多泳姿混合，但不可以停下来休息	2 小时内游完 4 公里，可以多泳姿混合，但不可以停下来休息

通过以上自我评测，你大概就会知道自己的长短板和训练重点在哪里了，常见情况如下。

• 游泳测试无法完成：重点是训练泳姿，提高划水的经济性，其次是训练有氧耐力。

• 自行车测试无法完成：主要训练有氧耐力。

• 自行车测试能完成，但是速度低于 20 公里 / 小时：先提升力量和肌耐力，然后训练有氧耐力。

• 跑步测试无法完成：首先训练有氧耐力，其次训练跑姿。

• 跑步测试可以完成，但是速度慢或关节疼痛程度很高：首先看跑姿，其次看力量。

（2）力量测试

正常情况下人的上肢力量是足够的，除非选手特别瘦，那可能就需要通过加强上肢锻炼来提升游泳速度了，否则无须特别为铁人三项做上肢力量训练。铁人三项中的自行车和跑步项目主要依赖腿部和臀部力量，好的腿部力量还能保证你在骑车和跑步的时候不容易受伤。如果你在之前的测试中，能够达到自行车或者跑步比赛的时间要求，但速度未达标，大概率就是有氧耐力够了而肌肉力量不够。

力量测试有两个方法，一个是自行车项目的功体比测试（详见66页的介绍），男生最好高于2.6，女生最好高于2.3；另一个简单的方法是测试单腿下蹲（图2–6），俗称“叶问蹲”——两臂前伸，一条腿直立，另

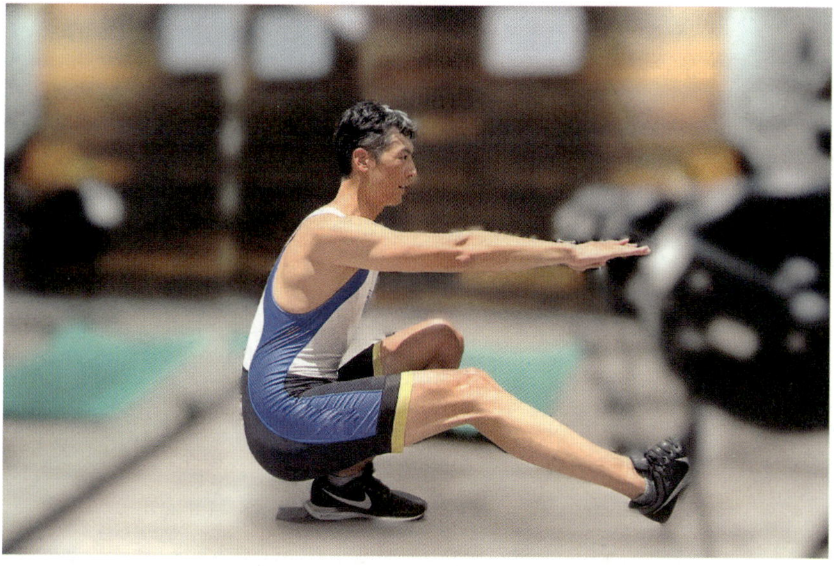

图2–6　单腿下蹲

外一条腿前伸，单腿下蹲并站起至少一次，如果你一次都做不到，就要通过负重深蹲或保加利亚深蹲等姿势进行练习。任何单腿的力量训练动作都需要很强的稳定性，不建议一开始就做，即使到后期也不用加量。

大可不必担心肌肉力量的训练会让自己增加过多体重，以有氧耐力为主的铁三训练，是不太容易长太多体重的。另外，铁三的力量训练是功能性的，不是健美那种纯肌肉量的增加或者过度强调线条的塑造。

对于力量训练，建议从基础期开始每周进行 1 ～ 2 次力量训练，进展期适当减少，如有负重练习则将重量控制在每组能重复 10 ～ 15 次的范围内，大可不必进行大重量、小次数的那种练习，对力量的提升作用不一定明显。你可能会发现，几乎大家都会推荐在铁三训练中加入力量训练，而且基本都集中在核心和腿部力量训练上，原因有两个：第一，增强肌肉力量可大大降低你受伤的概率，据观察，大部分骑车或跑步引起的疼痛都是肌肉力量不足造成的；第二，力量训练对你后期提高成绩有很大的帮助，尤其是自行车项目。你可以参考下面 3 种力量训练，在基础期要坚持练习，要和高强度训练错开，尽量不要安排在同一天（表 2–6）。

表2-6　3种力量训练

项目	时间	内容
力量训练 1： 游泳和核心力量训练	20 ～ 30 分钟	从 1 次平板支撑开始，做到自己能坚持的最长时间，然后每次选择下面的 3 个动作
		动作 1：俄罗斯转体（抱球或徒手），4 组×20 个
		动作 2：俯卧挺身，4 组×10 个
		动作 3：弹力带下拉练习，4 组×20 个
		动作 4：引体向上，4 组×10 个，如无法完成可以用助力架

续表

项目	时间	内容
力量训练 2： 腿部力量和稳定性训练	20 ～ 30 分钟	每次 2 个动作，初学者不建议做任何单腿动作，会增加受伤风险，可以用立卧撑（Burpees）代替
		动作 1：深蹲或腿部推举，4 组×15 个
		动作 2：单腿保加利亚深蹲，4 组×15 个（负重或不负重）
		动作 3：单腿罗马尼亚硬拉，4 组×15 个（负重或不负重）
力量训练 3： 以自行车训练替代力量训练	5 ～ 20 分钟	每次做一个动作，尽量不要站起来踩踏，保持上半身稳定
		动作 1：FTP 120%，踏频 60RPM（转每分），持续 3 ～ 5 分钟
		动作 2：FTP 140%，踏频 60RPM，维持 60 秒，休息 2 ～ 3 分钟，重复 4 ～ 8 次

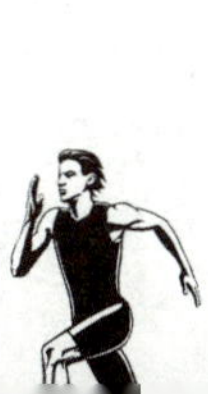

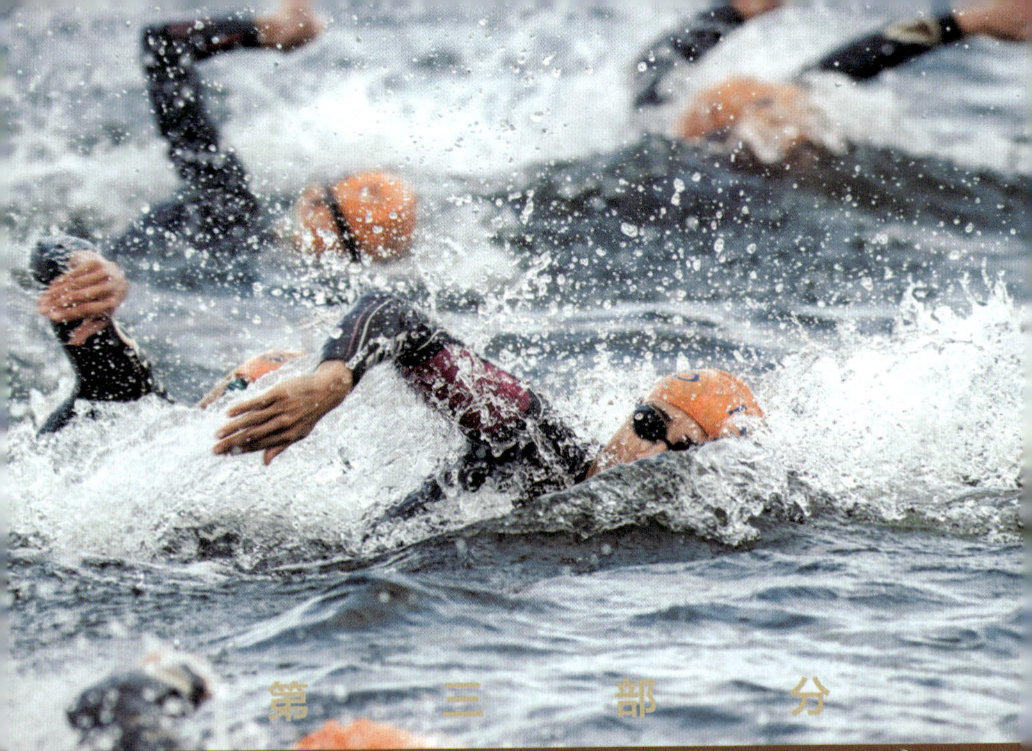

第 三 部 分

游泳

如果你还不会游泳，最好的方法就是找个游泳教练从头学起。很多人不敢开始自己铁人三项运动的最大阻力就是对游泳的恐惧，但其实无论从时长还是难度上来看，游泳都是三项中最容易完赛的部分（可能有人不同意我的看法），只要你开始正规地学习，你就会发现游泳没有那么难。如果你已经会游泳了，那么游泳训练最具性价比的投入就是纠正泳姿，因为比起苦练体能，改进姿势更容易提高成绩。游泳是在水里进行的，而水的阻力是巨大的，因此些许动作的改进都会有大的收效。

关于泳姿的教材和线上视频很多，本书就不再赘述，而且用看书来学习游泳是低效的，从学习效率来说一定是请人指导高于自学的，因为游泳的时候自己看不到自己的姿势，有人指导会事半功倍，往往几节课的收益就胜过埋头几个月的苦练。对于自行车和跑步项目，本书都推荐自己练习，但游泳练习往往是有教练或者几个朋友一起练习、互相纠正才会更加有效。

另外一个投入产出比较大的方法是买一件胶衣。除了防寒这个功能外，胶衣能增大浮力，让你露出水面的部位更多，减少游进时的水阻力，尤其是对游泳姿势不太专业的人大有帮助。据权威人士研究，减少阻力比增加推进力对游泳成绩的提高幅度大 2 倍。再者，国内赛事大部分在秋季举行以避免高温中暑的风险，这个时候水温都不会太高，组委会往往会强制要求选手穿胶衣。

总结来说，由于水阻力很大，运动经济性是游泳要考虑的第一因素。当你对自己的游泳技术不百分之百自信的时候，先解决泳姿问题，否则等你已经形成肌肉记忆后，再改变自己的动作就会非常难。你应该把 50% 以上的游泳训练时间投入泳姿技巧训练上，而不是利用游泳来锻炼体能。当你的泳姿问题解决了以后，3.8 公里的游泳就不是大问题了。本书不重点介绍游泳的技巧，更多侧重于策略和计划等方面。还是牢记本书提出的一个原则：用最小的体力消耗去完赛并享受比赛。

游泳的策略

（1）泳姿的选择策略：蛙泳还是自由泳

由于铁人三项中的自行车和跑步项目基本都是靠腿部肌肉运动的，因而游泳项目中我们就优选自由泳，让腿部肌肉得到更好的休息。诚然，也有高手靠蛙泳游完大铁 3.8 公里的情况，但对一般人来说，这样会大大降低安全完赛的概率。比赛过程中也能看到很多选手实在游不动了改为仰泳，如果没影响到他人，也没什么不行。当然，如果大赛组委会严控关门时间，常见的是 2 小时内游完 3.8 公里，那就也不能太过放松了。

（2）铁人三项的自由泳和普通自由泳有什么不同

铁三运动要把经济性放在第一位，所以铁三自由泳更讲究效率。

首先，划臂距离要更长，频率要更低。专业的指标 Swolf（Swim+Golf，一个游泳专业名词），即单趟划水次数和时间的和，数值越小越好。举例来说：某运动员游 50 米，其中单边手划水次数 19 次，时间 42 秒，相加得到 Swolf 为 61，如果他能单边只划水 15 次，而时间不变，那他的 Swolf 就是 57，优于前者。这个数值和每个人的身高、力

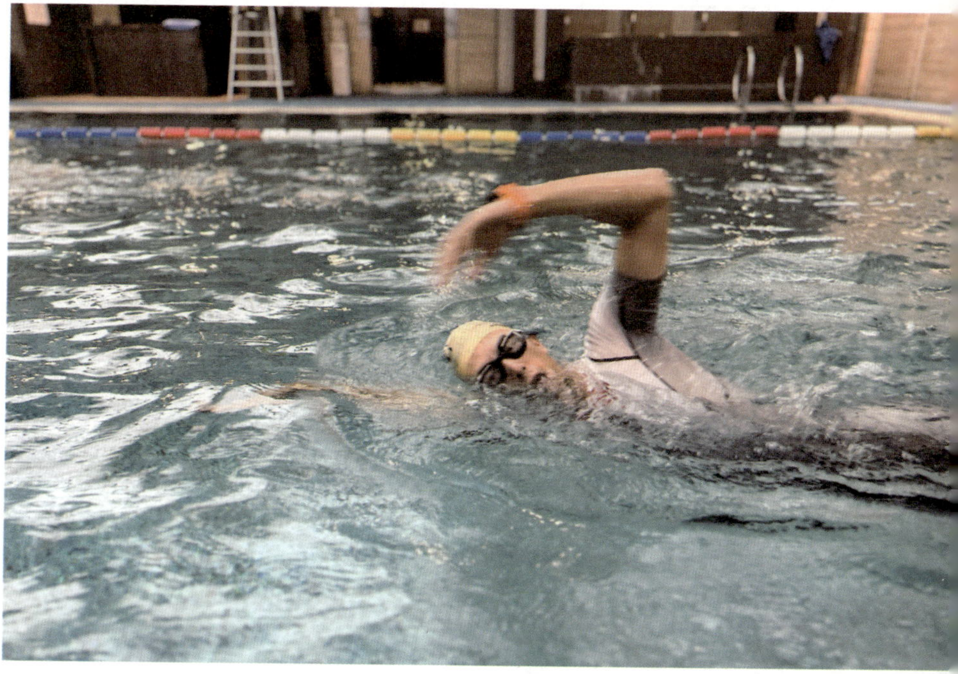

量都有关系，只要和自己比就可以，不用和他人比较。

其次，打腿次数要少。不同于普通自由泳的六次腿或者四次腿，铁三游泳打腿主要是为了保持身体平衡，尽量采用两次腿技术，即一次划水打一次腿，尤其有了“神器”胶衣的加持，两次腿就足够保持漂浮姿态了。两次腿的要点在于：

- 划臂是前交叉，一手入水，一手抱水。
- 抱水手同侧腿打水，打水和划臂同时完成。
- 在腿部打水的帮助下，完成身体向打水腿侧的转动。

最后，换气要更加频繁。推荐在出发的时候可以每 3 ～ 4 次划臂进行 1 次换气（单边划 1 次算 1 次划臂，根据单边或双边换气计算），先脱离人群，等从人群中脱离出来以后就可以每 2 ～ 3 次划臂进行 1 次换气或者每次划臂都换气。千万不要等到自己已经开始呼吸急促的时候再增加换气次数，如果等到你觉得非常疲惫了的时候再增加换气次数，可能要过很长时间才能恢复过来。

对于有一定成绩追求的朋友，很多人会推荐用直臂抡臂的方法，避免开放水域有浪而增加手臂前伸的阻力，也能加快划频。作者个人觉得，如果游泳水平到了一定高度，怎样前伸手臂是可以随时调整的，大部分人还是选择高肘移臂。另外，如果不是参加恶魔岛和挪威铁三那种高阶赛事，浪也不会很大。

总而言之，铁三游泳的策略是尽量减少个人 Swolf、采用两次腿及更加频繁地换气。

如何游出直线

不同于在泳池里游泳，开放水域一片漆黑，参照物都很远，其实比较难游出直线。还有一个不容易游出直线的原因是普通人双臂的力量差别比较大，游一会儿后就会走斜线，再调整就走了“Z”字形，浪费了时间和力气。

所以，我们要在训练中有意地训练游直线，可以在游泳池中闭眼游一个泳池的距离，看有没有固定向一边歪，如果有就及时纠正泳姿。进行开放水域练习的时候，要学会寻找一个侧面的参照物，每次换气都看这个参照物，随时调整方向。

另一个方法就是用“鳄鱼眼”，具体来说就是能在自由泳换气的时候，每隔几次就有一次先向前抬头，看一眼方向后侧过头来换气。这个动作很多人一练就会，但也有很多人要练习一段时间后才能掌握，还总是影响到换气效率。对于以完赛为目的的朋友，建议先看几次教学视频自己揣摩一下，如果能学会就使用，否则也没必要花太多时间，用下面的混合泳姿策略也能保证游出直线。

为了保证游出直线，且让自己得到一定的休息，混用自由泳和蛙泳的策略适合大多数选手使用。自由泳的时候可以专注于提高划水效率，蛙泳的时候可以加大换气深度并调节游进方向，熟练后速度并不会比全自由泳慢多少。推荐的组合是先自由泳完成 30 ～ 50 次划水，然后改为蛙泳进行 5 ～ 10 次充分换气，如此反复，中间如果有“超车”或者绕桩可以适当调整。也就是说，自由泳每游 60 ～ 100 米，用蛙泳游 10 米左右调整方向。如果你平时在游泳池里能保证单趟游直线，那么在比赛中配合换气的时候看看侧面的人或者参照物，也不会偏得太厉害，换几次蛙泳就能调整过来。

游泳训练计划和目标

从赛前半年开始，就要制订游泳的训练计划了（表 3–1）。在没有具备稳定的游泳技术前，游泳训练着重于技术训练。如果时间充足，游泳训练可以和自行车训练及跑步训练在一天内完成。

表3-1　游泳训练安排

训练项目	训练时间	训练内容
游泳训练 1：技术训练	45 ～ 60 分钟	根据教练安排或者自己的技术情况做针对性训练，如入水、抱水、划水、打腿、移臂、换气等
游泳训练 2：耐力训练	60 ～ 90 分钟	热身游 10 分钟，50 米单手游 ×2，50 米手扶板打腿，以及其他技术分解动作 2 ～ 4 组 500 米连续游（大铁选手要加到 1000 米），组间休息 2 分钟，注意自己 Swolf 的变化。建议每个来回关注不同部位的技术细节，比如第一个来回关注自己的手部前伸是否足够，第二个来回关注抱水情况，第三个来回关注胳膊交叉的位置，以此类推。关注自己的 RPE，以有氧为主，注重技术动作
游泳训练 3：速度训练	60 ～ 90 分钟	热身游 10 分钟，50 米单手游 ×2，50 米打腿，以及其他技术分解动作 方法 1：5 ～ 10 次 200 米间歇游，心率保持在最大心率的 75%，休息 1 分钟 方法 2："金字塔距离游"（100 米、200 米、300 米、400 米、500 米），组间休息 2 分钟，要求最后一组速度不能比第一组慢，需要合理安排体力

会游泳的朋友往往会有个错误的观念，就是认为游泳不用练了，进而将时间都投入自行车项目，因为在自行车项目阶段更容易省出时间来，但其实观察高手们的训练计划就能发现，他们无一例外都是花了一定时间在游泳训练上的，因为即使你会游泳，速度也还可以，游泳技术的提升也能让你节省更多的体力，为后面的自行车项目和跑步项目打一个好的基础。皮特 · 雅各布斯（Pete Jacobs）一周进行 4 次游泳训练，戴夫 · 斯科特（Dave Scott）一周 4 次，克里西 · 惠灵顿（Chrissie Wellington）一周 6 次，业余爱好者在备赛的基础期也应该维持一周 3

次训练，后期可以适当减少。

目标不同，游泳项目的训练建议也不同。

对于目标是奥运标铁的选手，要能在赛前 1 个月完成 1500 米连续游。奥运标铁备赛的单次训练总距离应该在 1000 米左右，后面逐渐过渡到 1500 米，以主动恢复和技术训练为主，到进展期可以变成游泳耐力训练加少量速度训练。

对于目标是大铁完赛的选手，赛前 1 个月要能够连续游 2 小时或者 4000 米。大铁备赛单次的训练距离在 2000 ～ 2500 米，后续逐渐过渡到 3000 ～ 4000 米，也是从技术训练开始，到进展期可以变成游泳耐力和速度的训练。

游泳的几个建议

（1）组团训练

如之前所说，游泳项目和其他两个项目不一样，有同伴一起训练的话效果会更好，可以互相录视频，每次结束后都回看视频调整动作。

（2）用电极式心率带

手表的光电式心率计在水中会测不准或者压根就不工作，但运动手表都能通过连接一个心率带来使用，这样就可以和跑步时一样监测自己的心率区间了。

（3）开放水域一定要提前适应，即使是奥运标铁

不论你的游泳成绩如何，在不熟悉的开放水域中你都会恐惧，加上对胶衣、泳镜等装备的不适应，周边人对你的“拳打脚踢”（甚至会有人试图从你头上爬过去），以及水温等原因，很多人一下水就慌。作者自己第一次参加开放水域比赛时，尽管准备得非常充分了，但下水的一瞬间，还是被冰冷的水温吓到了，前 10 分钟脑子都是空白的，什么泳姿之类的都忘记了。所以，比赛前至少要在开放水域中游几次，但一定要在符合条件的水域内进行，千万不要自己一个人去，必须要带“跟屁虫”，以免发生危险。比赛前一般也会有试水环节，务必要去游个 10 分钟，让自己对水温、水下可见度都有个预期，同时熟悉一下游泳路线，避免正式比赛时游错方向或者圈数。

（4）跟游

在比赛中如果发现有一个和自己速度差不多的人，你可以在后面跟游，原理和跟车一样，能利用水流节省体力且不用看方向，但如果你从来没有跟游过，距离可能掌握不好，容易时不时摸到别人的脚而影响对方。最好在泳池里训练的时候就和伙伴练习如何跟游，一般是在对方的侧后方 1 米的位置跟游。

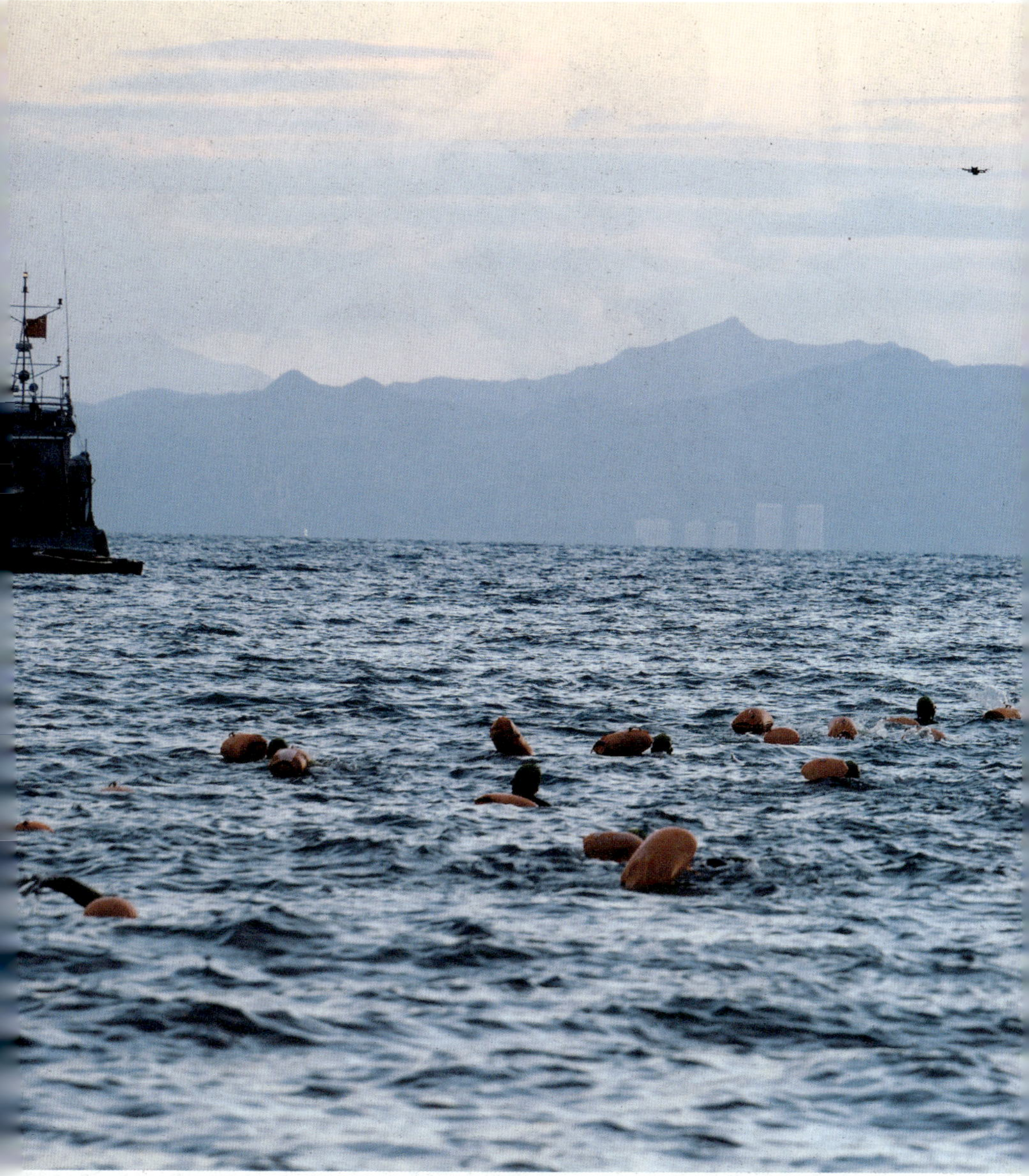

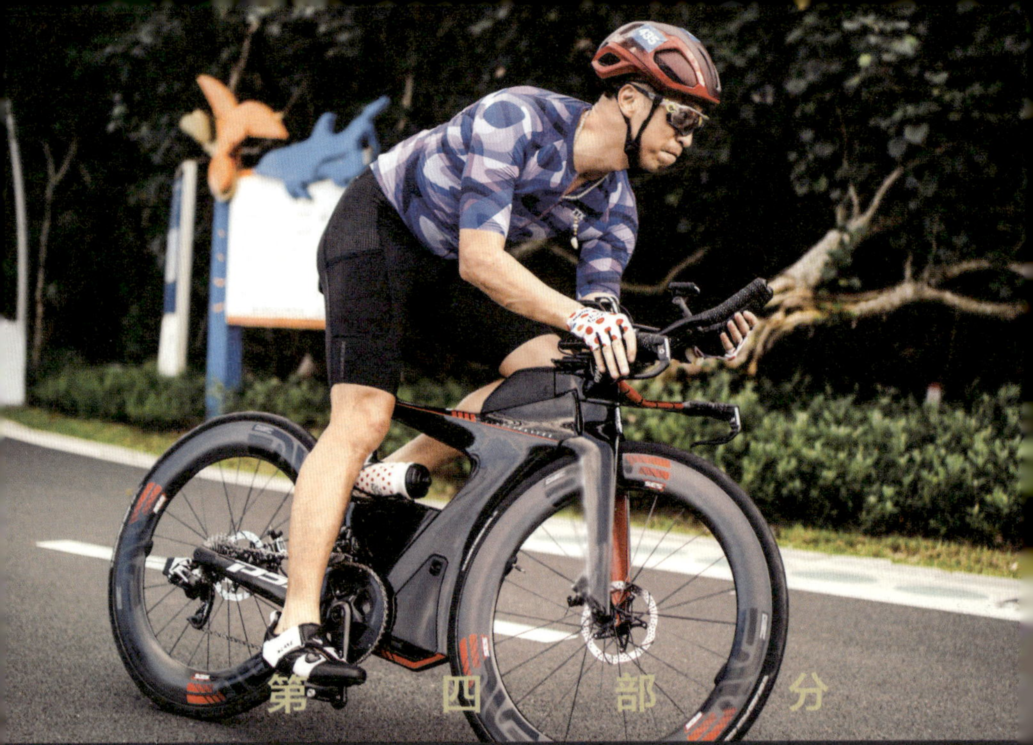

第　四　部　分

自行车

自行车项目是整个铁三比赛中耗时最长的项目，往往超过比赛总时长的 50%，距离更是占到了几乎 80%，所以很有必要投入更多时间去训练，任何一点点自行车项目能力上的提高，对整个铁三成绩的提升作用都很明显，毕竟提高 10 分钟的自行车项目成绩不算很难，也许换辆自行车或者安装个功率计就能达到，但想要把跑步或者游泳成绩提高 10 分钟，可能就要付出几倍的努力了。有个说法能印证自行车项目对铁人三项的重要性：“你不能在自行车赛段就赢下比赛，但你可能在自行车赛段就已经输掉比赛。”总之，提高自行车项目的成绩对完赛来说重要，对提高整个比赛成绩来说更重要。

以下几种情况要合并到自行车赛段进行考虑：

• 自行车比赛影响到后续的跑步比赛，自行车比得轻松，就为跑步储备了很好的体能。

• 自行车比赛时间长，且大部分赛段是平路，如果你的控车技术合格，这是最佳的补给时机。

• 自行车项目的表现，很大程度上受到器材的影响，不论是气动轮组还是锁鞋，都可能快速提高成绩。

自行车的选择

想要提高自行车比赛成绩，第一个要点是要关注一下器材，自行车的选择对运动员的成绩非常重要。例如，选用新一代的车架，速度就能每小时快 60 秒，算到大铁 5 ～ 6 小时的自行车项目中，就节约了 5 ～ 6 分钟（图 4–1）。

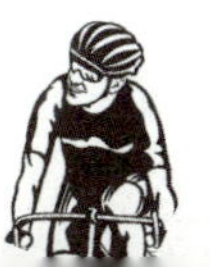

平地上每小时快　　8%坡度上每小时快

60秒　　18秒

图 4-1　更换车架后的收益测算

不过其实大家不用做“器材党”，非要追求贵的装备，选“对的”装备同样能提升成绩。如果是奥运标铁，40 公里的比赛使用公路车就可以，但对于半铁和大铁，就强烈建议选用专业的铁三车了。铁三比赛现在组织得丰富多彩，建议选手在赛前了解地形。对于奥运标铁和半铁，如果地形起伏比较大，公路车可能更有利，毕竟它在操控和重量方面都要强于铁三车，但如果路途较平坦，铁三车就比较合适了。

另外一个要点是要避免运动中的不适和损伤，比如我们常说的 Fitting（也被戏称为“飞艇”）是必不可少的，具体内容大家可以在后面的器材篇章中了解。骑行姿势低除了更利于减少风阻，还能让你在骑行的时候变换姿势，通过休息来节省体力。

自行车骑行技巧

有人可能想问，自行车谁都会骑，有什么技巧？其实自行车成绩要想有所进步，骑行技术是非常重要的基础，本书重点说三个方面：一是身体位置，二是踩踏，三是过弯。

（1）身体位置

长距离骑车，任何错误的小动作都可能累积后造成损伤。刚开始骑车时看到很多高手在冲刺时大幅度左右摇车，但其实平时骑行时是要追求稳定的，上身左右剧烈摇晃浪费了更多的体能，也可能让车座更剧烈地摩擦大腿内侧。正确的骑行姿势是保持上身稳定，在舒适的范围内趴到车把上，这样胸腔可以充分打开，这时在自己的背上放一杯红酒都不会洒；蹬踏时腿是竖直上下的，没有内外晃动，脚尖不要过度下踩；屁股是用坐骨的突出部分“卡”在车座上的，如果骑的是铁三车，臀部受力部位应该是耻骨；手臂应该是很放松的，手也不能紧握车把，过度较劲；头和脖子都是自然的姿态，不要抬得太高或者低得太多；腰部保持中立状态，既不往前弯曲，也不向后反曲，背部自然前伸（图 4–2、图 4–3）。其

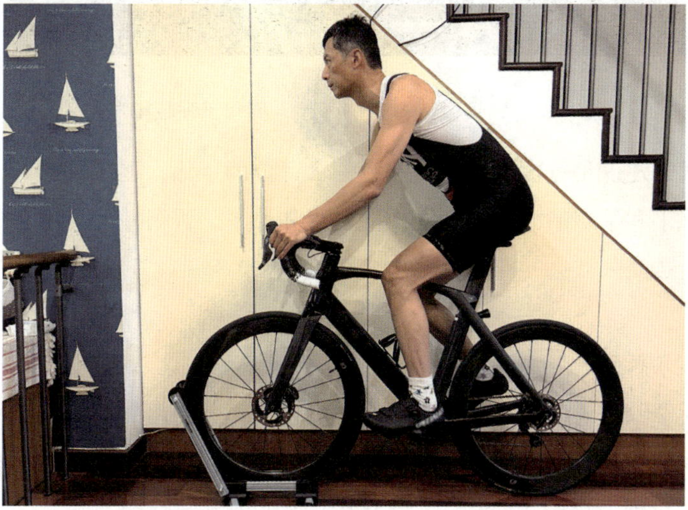

图 4–2　正确姿势：腰部较为平直，正常前趴

实，每个人的骑行姿势是会根据车辆和自身情况有调整的，但大体上还是要遵循以上这几个原则。

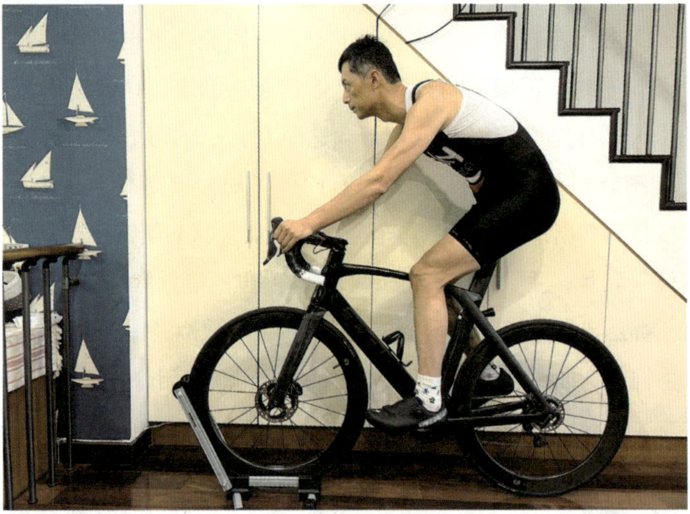

图 4-3　错误姿势：身体弓起，不利于呼吸和发力

我的建议是每次训练都只注意一个部位的姿势，逐渐改正，比如这次训练手和手臂的放松，下一次换上身和脖子，否则一次关注多个地方可能会顾此失彼。

（2）踩踏

就踩踏来说，顺滑的踩踏、合理的发力对长距离的骑行来说是很重要的问题。以图 4–4 为例，想象从侧面看自行车，曲柄就像是表的指针，那么你应该过 12 点才开始用力，到 1 点才开始加大发力，到力矩最长的 3 点发力最大，到达 5 点就开始收力，而不是一直大力踩到 6 点这一“死点”，这样发力获得的效率最高。与此同时，不发力的那条腿从 7 点运动到 11 点，虽然这条腿不发力，但一条腿还是有不少重量的，如果作用在踏板上，你的发力腿就要克服这个“阻力”。你可以通过快速上抬不发力腿，让不发力的腿不对踏板施加下压的力，这样就可以为你发力踩踏的那条腿减少 10 千克的重量。

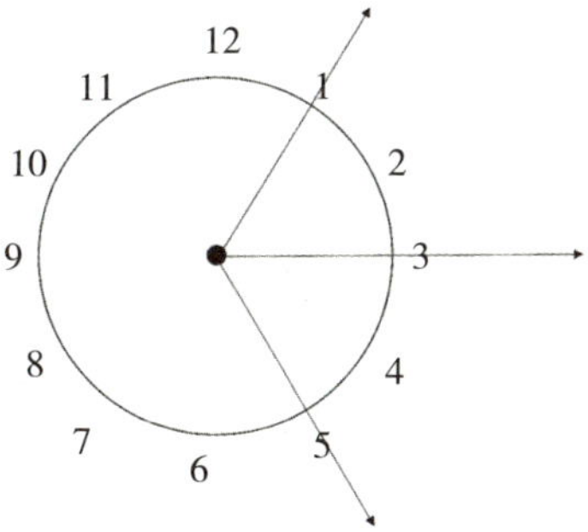

图 4-4　曲柄发力位置示意图

你可以在骑行的时候做下面这个训练：数 10 个数，每数 1 个数都对应一次用力踩踏，同时另外一只非踩踏脚放松提拉，然后再数 10 个数，如此反复，体会发力的开始和结束，检查发力点是否对应曲柄 1 点到 5 点位置的发力区间。大部分选手会在比赛中选用锁鞋，喜欢用非发力脚提拉来助力输出，但这个力量不能一直使用，因为人抬腿时用到的肌肉群远没有下踏时用到的肌肉群发达，消耗太多能量会让乳酸过度堆积，不利于后续需要反复抬腿的跑步比赛。

怎样来量化这个输出是否高效呢？如果你有双边功率计，且码表或者对应的软件能显示各种统计图表的话，你就可以通过查看参数来衡量。下面介绍两个常用的参数。

• 左右平衡：看左右腿的输出功率是否呈 50% 的平均分布。

• 扭矩效率：用来衡量非踩踏脚是否仍然有力作用在踏板上，这个数据和踏频也有很大关系，踏频越高就越难快速抬脚，但也不用过度苛求，因为如前文所说，过于用力上抬非踩踏脚会很容易疲劳。图 4-5 中，纵轴是功率，横轴的 90° 对应图 4-4 中的 3 点位置，基本上是功率输出的最大值，180° 后，功率输出开始走向负数，说明这个时候这只脚产生了向下的踩踏力。

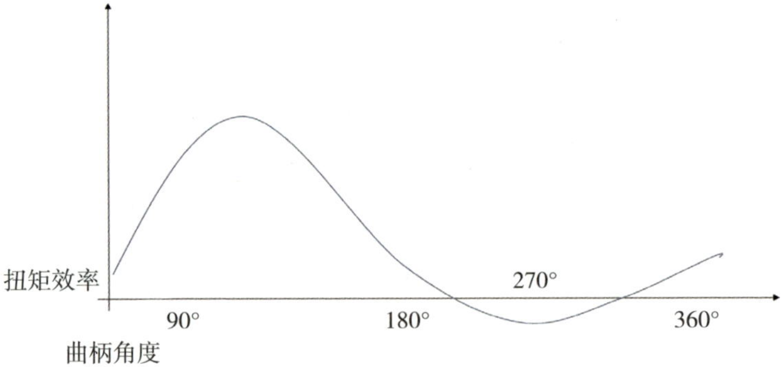

图 4-5　扭矩效率示意图

还有个问题就是很多刚开始骑车的人容易出现小腿酸痛，但其实骑行不需要小腿发力，你应该在骑行的时候感受不到小腿的发力，而不应该用小腿发力驱动脚尖下踩来蹬踏。如果小腿酸痛，要么就是车座调整得不对，使脚踝的角度过大或者过小，要么就是锁鞋选择得不合适，鞋摩擦脚背或者脚后跟导致发力受限。

踩踏时还要注意踏频和换挡，总结成一句话就是“增加踏频不增加力度，提前换挡不大力换挡”。当我们需要爬坡或者加速的时候，先通过及时换挡来维持踏频，而不是降低踏频并加大踩踏力度，因为大力的踩踏无法长久维持，很容易造成乳酸堆积，甚至“爆掉”，这就是为什么我们经常看到有新手上坡用“慢动作”踩踏，虽然速度也不慢，但几分钟后就掉队了。在换挡时机方面，可以在上坡时换挡或者提前换挡，而不是等到需要大力踩踏的时候再换挡，否则除了费力，还容易对链条和变速系统造成损害。

（3）过弯

过弯控车技巧的掌握也非常重要。很多路段有急弯，控车能力不好的选手在急弯容易发生危险，或者因减速而过多影响成绩。首先要知道，骑行过弯要充分利用向心力，这是靠身体和车都压向弯心来实现的，绝对不是单纯靠转把完成的。想象下电视里看到的摩托车比赛，选手都会非常夸张地侧倾和撑地，其实骑自行车也需要类似的侧倾来辅助过弯，如图 4–6 所示。其次，过弯的时候不能急刹车，一定要在进弯前刹车减速，弯内刹车极易失控，因为自行车的轮胎很细，抓地面积很小，失控的临界点很低。当你感觉车速过快不好控制时，可轻捏刹车，主要靠侧倾来辅助过弯。

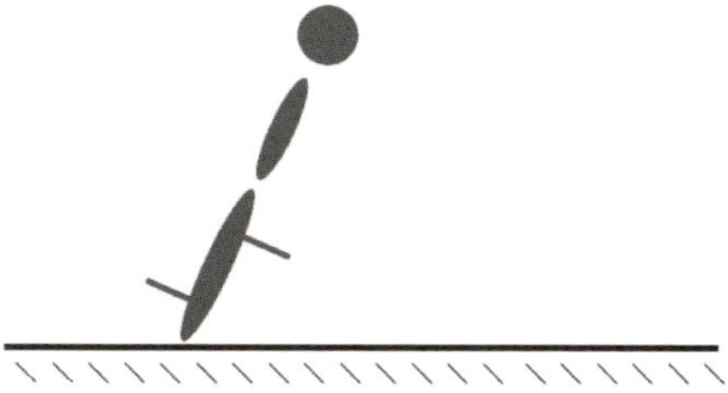

图 4-6　过弯压弯技巧

另外，过弯的时候脚踏的位置也要注意。一般在过大弯的时候要停止踩踏，这时脚踏大多是一边在 12 点，一边在 6 点，那么在弯内侧方向的脚踏应该保持在 12 点，避免侧倾角度过大导致脚踏蹭到地面造成摔车。归根结底，过弯控车要在大量骑行中练习，不能把所有时间都用在室内骑行台上，或者是买了新车后没骑几次就去比赛。

什么是功率训练

（1）什么是功率

功率的概念不复杂，功率 = 力量 × 距离 / 时间，在自行车运动中功率主要是用脚作用在曲柄上的力量来测量，说直白点就是你用肌肉对脚踏做功的效率（功率计等具体的器材介绍可以查看器材章节）。从近年来的趋势来看，可以说功率训练和长距离骑行中的功率计使用，有类似作弊的效果。观看最近几年的环法自行车赛可以发现，选手们都低头盯着功率计，还有天空车队根据功率训练制订的山地火车战术可谓所向披靡，所以就有人提议自行车比赛禁用功率计。当然，也有不少车手不爱用功率计，包括环法冠军车手波加查（Pogacar），但主流无疑还是使用功率计。

（2）跑步都看心率，为什么骑自行车要用功率了呢

心率其实是你的生理指标，受到很多因素的影响，比如今天的饮食、气温、听的音乐或者周边人的加油氛围等。有车友就说，只要戴上耳机开始听音乐，心率就上升 20% 了。而功率是个效能指标，不受任何外界因素的干扰，且即时可见，更难得的是有了自行车和功率计，我

们就有条件很方便地随时监测车手的功率输出。

对比而言，当你监测心率的时候，非即时性的缺点导致你可能大力输出了几分钟后心率才上去，但这个时候乳酸堆积已经越过阈值，你很快就被“拉爆”了，尤其是在自行车运动中，做功的肌肉集中在大腿上，心率不容易很快升高，但乳酸堆积却是立竿见影，更别提还有可能出现“心率漂移”（指在恒定配速的情况下，心率会随时间的增加而不断上升）了。但是，只要功率输出稳定，一般只需要关注一段时间内的平均心率变化即可，具体如何关注我们会在后面的比赛计划章节介绍。同理，单纯用速度来制订比赛和训练策略的效果也不如以功率为参考，因为骑行速度受坡度和风阻的影响很大，跑步和游泳的配速策略并不适合自行车，恒定的功率输出才是最可靠的衡量指标。

所以，如果按照稳定的功率输出骑行，你完全可以根据自己的训练水平，设定一套基于功率的比赛策略，至少能保证顺利完赛，或是在一定时间内完赛。

看环法或者环波兰等自行车比赛的时候，其实你就可以看到专业车手是怎样监控身体指标的，除速度和踏频以外，你会看到屏幕上有瞬时功率、标准化功率（NP）、功率区间、心率、心率区间等。那么怎样理解这些运动员的功率和心率监控数据呢？以图 4–7 为例，上面的部分是功率区间（power zone），E1 就是 FTP 的 56% ～ 75%，E2 是 FTP 的 76% ～ 90%，E3 是 FTP 的 91% ～ 105%，VO_2 是 FTP 的 106% ～ 120%，ANC（无氧耐力）是 FTP 的 121% ～ 150%，NEU（神经肌肉）是大于 FTP 的 150%；下半部分是心率区间（heart rate zone），其中 E1 是最大心率的 65% ～ 74%，E2 是最大心率的 75% ～ 84%，E3 是最大心率的 85% ～ 91%，VO_2 是最大心率的 92% ～ 100%。业余选手日常可能不采用这种划分方式，但其实道理都是一样的，都是根据功率和心率区间制订训练和比赛的计划。

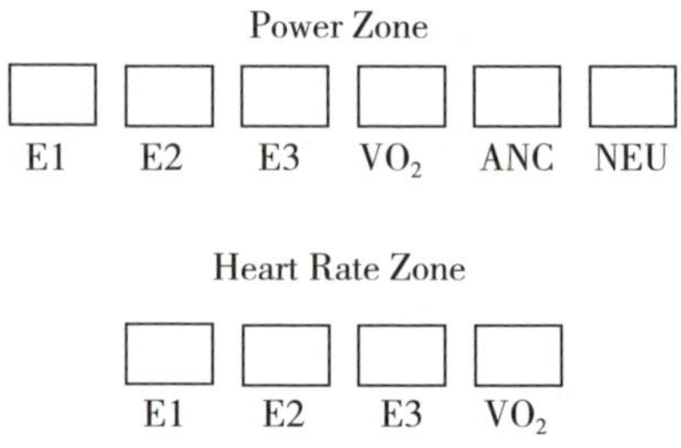

图 4-7　环法比赛中车手的功率和心率实时区间图

（3）功率训练的其他好处

除了便于准确衡量车手的输出和状态，功率训练还有四个好处：一是可以精确测量身体的实际消耗，从而制订补给的策略；二是分析自己到底是冲刺型、爬坡型还是耐力型选手，制订符合自己特点的比赛策略；三是找到自己的弱点和不足，从而进行针对性训练，比如改善左右脚踩踏力度的差异、弥补冲刺能力的缺失等；四是可以作为调整器材的依据，在同等功率输出下，选择不同的自行车和调试方式，骑行速度可能不同。

功率训练的内容

功率训练其实也并不复杂，就三步：第一步，找到自己的 FTP。第二步，做针对性训练。第三步，基于功率制订比赛和补给计划。

（1）功能性阈值功率和一些概念

功能性阈值功率（functional threshold power，FTP），是指 1 小时内全力稳定输出的最大平均功率，是衡量自行车选手能力最重要的指标，我们所有的训练结果都可以用这个数值来进行衡量。FTP 与每个人的体重、乳酸阈值、有氧能力等有关，其中乳酸阈值在长距离有氧运动中很重要，可以理解为乳酸是慢慢堆积的，但这个过程中有一个临界点，你只要在这个临界点以下输出功率，就可以维持很长时间，但一旦越过这个临界点，堆积速度就会大大快于你的排解速度，于是很快肌肉的酸痛和无力就让你无法通过有效驱动肌肉来做功了。所以，我们提高 FTP 为的就是找到这个临界点，然后在这个临界点内尽量多地输出和做功来维持骑行速度。

给大家介绍几个常见人群的 FTP 值供大家参考：铁三职业选手的 FTP 在 350 瓦左右，环法主流车手在 400 瓦左右，业余高手在 250 ～ 300 瓦。具体来说，环法车手中克里斯·弗鲁姆（Chris Froome）的 FTP 约为 397 瓦，本·沃尔夫（Ben Wolfe）约为 490 瓦，布拉德利·威金斯（Bradley Wiggins）约为 440 瓦。

刚才提到，每个人的 FTP 与体重等因素都有关系，所以也不能直接对比两个选手的 FTP，比如大体重选手在体重上会有优势，但骑行阻力也会大，绝对速度不一定更快。

乳酸阈值功率和 FTP 差距比较小，从数值上可以基本认为两者是等同的，但大家要明白它们背后的概念是不同的。乳酸阈值衡量的是你体内乳酸的最大稳定态，比如我们一般会取乳酸在血液中浓度为 4.0mmol/L 时的功率作为乳酸阈值功率。如果单纯衡量乳酸阈值会有个体差异，且有氧能力强的选手往往会被高估，但我们在日常训练中，把 FTP 当

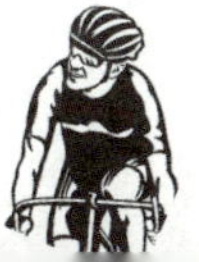

作乳酸阈值功率就可以了。相关资料显示，两者的差值往往在 3 瓦以内。

测试方法

常规的 FTP 测试方法有两种，一般的训练软件和码表都会提供，推荐大家在骑行台上测试，这样不容易受外界红灯、路人等因素的干扰。还有一种“阶梯法”也可以采用。

①“完全版”测试法：先热身，然后全力输出 1 小时，将这 1 小时的平均功率当作 FTP。众多车友的感觉是这种方法听了就怕，但强烈推荐大家无论如何要测试一次，找到自己最真实的功率基准。约上你的同伴，几人一起在互相拉扯中找找自己的极限吧。

②“20 分钟版”测试法：充分热身后先全力踩踏 5 分钟，让身体进入疲劳状态，这样可以保证接下来的测试更接近真实水平。接下来 10 分钟的高踏频骑行，目的是放松自己，输出自己 50% ～ 60% 的能力。再接下来就是 20 分钟的全力踩踏了，技巧是先用 2 分钟找到一个自己认为可以坚持 20 分钟的力度，然后维持住，最后 2 分钟要进行全力以赴的冲刺。整个过程大约 45 分钟，结束后要用前面得出的平均功率乘 0.95，原因是这样更接近 60 分钟的功率。如果你使用码表或者骑行台软件，系统会自动算出这个数值。测试中间可以喝水，但不要补充碳水。

③“阶梯法”测试：也叫逐级提升测试法，一般是从 80 瓦开始，每 2 分钟提升 20 瓦，在这个过程中心率也在不停提高，当心率无法再提高，而你也无法在这个强度下坚持 2 分钟的时候，测试就结束了。阶梯法的好处是当你对自己大概的 FTP 区间完全没有概念的时候可以直接进行测试，但缺点是大部分人都反馈测试得出的数值

偏高。

注意，在任何测试前都要充分热身，包括至少 10 分钟的轻松骑，心率保持在最大心率的 70% 左右，中间穿插 3 个 1 分钟高踏频骑行，高踏频要达到 100 转 / 分，全力踩踏也要尽量维持在 90 转 / 分的水平，不要做低踏频、慢动作的大力骑，这会让你无法维持太长时间。

附：用你的码表快速测试

首先你需要有一个骑行台或者是自行车功率计，用码表连接骑行台或功率计，还需要连接心率传感器，否则无法开始测试（有的运动手表有心率推送功能，可以替代心率计使用）。以常规码表为例，选择菜单→我的资料→ FTP → FTP 测量，就可以按照测试计划进行测试了。测试结束后就会显示你的 FTP。

测试频次

"完全版"测试建议每个备赛周期进行 1 ～ 2 次，也就是每半年 1 次就足够了。"20 分钟版"测试建议每月进行 1 次，当然如果你的训练没有那么密集，也可以每 2 个月测试 1 次，主要目的是及时了解自己最近的训练成果，并对后续训练计划进行调整。

训练强度区间

有了 FTP 的测试值，码表或者软件就会自动为你显示区间了，有些软件还能以不同颜色显示，大可不必自己做计算了。较为公认的区间划分列表版本如表 4-1 所示，供大家参考。

表4-1 FTP区间划分列表

强度区间	FTP 百分比	训练目的	RPE
1	＜55%	恢复	5，轻微疲惫，呼吸稍急促
2	56%～75%	有氧耐力，LSD	6，呼吸急促，可以说话
3	76%～90%	节奏（Tempo）骑	7，能说短句，但宁愿不说
4	91%～105%	乳酸阈值	8，很难说话
5	106%～120%	VO_2max	9，无法说话
6	121%～150%	无氧耐力	10，无法说话
7	＞150%	无氧冲刺	10，无法说话

各区间的训练建议如下。

区间 1：加快血液循环，舒缓酸痛。在环法的比赛日，运动员们会在正式比赛结束后通过这个强度，甚至更低强度的训练来进行恢复。

区间 2：这是应该花最多时间进行训练的区间，通过 LSD 来积累有氧能力，打造身体供应能量的模式，提高心肺功能，当然强度未必是越大越好，可能 60% 的强度比 70% 的强度更有效果，目的是尽量把训练时间拉长。

区间 3：开始有一点无氧能力的参与，模拟实际比赛的强度。如果训练时间不多，临时抱佛脚或者进行赛前适应性训练，那么就专注于这个区。

区间 4：开始时更多的是糖原参与供能，临近乳酸阈值的强度。如果每周能保证足够的训练时间，目前的流行趋势是“极化训练”，也就是花更多的时间在低强度 LSD 和高强度间歇上，而不是花太多时间在区间 3 和区间 4 上。

区间 5：更多的是间歇训练模式，刺激心肺能力，增加最大摄氧量，不需要大量训练。

区间 6：短时间间歇，比如训练 1 分钟后休息 1 ～ 2 分钟，着重于无氧能力的发动。一般来说，如果在这组训练开始掉速，这就应该是最后一组了，后续强撑取得的效果不明显。

区间 7：调动所有神经、肌肉的爆发能力，铁三运动一般不需要每个分区都有对应的训练目的，可以结合 RPE 量表一起使用，在没有功率计或者需要灵活调整的时候可以此为依据。

这里还要特别补充一点内容，把 FTP 这一概念从“神坛”上拉下来一点，以免引起有些强调科学数据的朋友对结论的不满。本身 FTP 和乳酸阈值之间也不是科学的对应关系，现有的 FTP 测试方法更多的是统计学结论，比如有很多选手发现用现有方式测试出来的 FTP，在实际应用时并不能以这个功率坚持 1 小时的输出。类似的质疑一直存在，咱们不需要深究，可以这样理解：FTP 是个尺子，用来作为基准指导你的训练计划，这把叫 FTP 的尺子即使并不完全准确，也是一个最快捷的参考标准，用来指导训练和比赛已经足够，剩下需要微调的部分就是“艺术”的部分了，等熟练掌握现有方法后，就可以根据自己的情况做出调整。如果你一直坚持用一个测试方法来做自己训练和比赛的指导，那么就已经达到目的了。

（2）关于功率训练的其他概念

我们还需要知道一些概念来分析自身特点和制订训练计划。本书没有过多展开每个训练指标的作用，但对于完赛和业余选手已经足够。

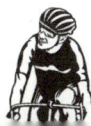

①功体比：功体比是 FTP 和体重的比值，比如知道了张三的 FTP 为 200 瓦，体重 65 千克，那么张三的功体比就约为 3.08，在业余选手中算是还不错的数值。

FTP 是不能做绝对对比的，体重大的选手本身功率就高，但优秀的选手应该有比较高的功体比。正是因为有功体比这个概念存在，我们知道了功率高的选手不一定能赢。另外，没必要通过减体重来提高铁三比赛的成绩，因为铁三比赛以平路为主，在平路上，速度和功率的影响很大，只有爬坡的时候，体重较轻而功体比较大的选手才会有优势。在平路上骑行，功率大的选手体重也大，骑行阻力也必然要大，即使是两个体重一样，功率也一样的选手，不同的踩踏效率、功率曲线、骑行姿势、挡位选择都有可能带来实际骑行的差距，这也是自行车运动的魅力之处。

业余选手能将功体比练到 3 以上就已经很不错了，环法选手的功体比通常在 6 以上。这个数据大家最好自己和自己比，用来作为进步的衡量标准，和别人比没有太大意义。

②标准化功率（NP）：假如用两种方式骑行 10 分钟，方法 1 为保持稳定的 150 瓦功率骑 10 分钟，方法 2 为先全力用 200 瓦功率骑行 5 分钟，再用 100 瓦功率骑行 5 分钟。虽然两种方法的平均功率是一样的，但这两种方法的体感是完全不一样的，明显第二种更累，且如果后续继续骑行，最初 5 分钟全力骑行导致的乳酸堆积和过度兴奋仍然会影响到选手，于是就产生了 NP 的概念，用来衡量骑行强度的变化。NP 比平均功率更接近真实的骑行体感，一般码表和骑行软件都会显示，大家骑行的时候应该尽量让 NP 接近你想要达到的平均功率。

需要注意的是，NP 这个概念是 TrainingPeaks（“训练高峰”）的注册商标，公式没有公布，大体上是在功率基础上加入了方差的因素，日常的码表和设备上可以用 3 秒或 30 秒平均功率来替代。

③强度系数（IF）：单次训练的标准化功率 NP 除以 FTP 就得到了 IF。IF 的主要作用是用一个数值衡量训练的强度，当然你也可以用 FTP 的百分比来衡量。例如，某次训练 1 小时的 NP 是 100 瓦，而选手的 FTP 是 200 瓦，那么这次训练的强度就是 0.5。

④训练压力指数（TSS）：TSS 的计算公式为（时间 ×NP×IF）/FTP×100%。同理，不用纠结于 TSS 的计算公式，码表会帮你算好。计算 TSS 的主要目的是衡量训练给身体带来的疲劳压力。TSS 除了可以用来计算恢复时间，还可以用来指导训练。在使用上，我们分成以下两种情况。

• 完赛版：使 TSS 与自己的训练内容相对应就可以了，比如今天我们要进行长距离训练，那么 TSS 应该在 150 以上。至于恢复时间，码表和软件都是可以给出建议的，或者直接参考本书给的训练计划。

• 追求版：可以根据 TSS 自己计算休息时间，码表给的只是推荐值，没有考虑个人的训练情况和身体素质，比如进行了 TSS 为 300 的训练之后，官方建议休息 48 小时，其间可以进行小强度的恢复训练，但也可以根据自身情况适当缩短休息时间。另外，选手可以结合 CTL（长期训练量）来决定自己每次训练的 TSS，目的是调整自己的体能状况使之在赛前达到最好状态。

比赛中的骑行功率策略

（1）比赛策略

知道了自己的 FTP，就要制订一个适合自己的比赛功率策略了，建议要结合心率来一起看，所以本书也给出了心率参考。但是，比赛中往往是“天人交战”，你很难兼顾所有目标，因此建议盯住 NP，时不时看下心率波动是否超过日常心率范围的 5% 以上，如果出现较大偏差说明当前的目标 NP 并不适合你当天的身体情况了，要考虑适当调整。建议的目标 NP 如下（表 4–2）。

表4–2　目标NP及心率范围

比赛类型	目标 NP（FTP%）	心率范围（实际心率 / 最大心率）
标铁：40 公里骑行	85% ～ 95%	< 90%
半铁：90 公里骑行	75% ～ 85%	< 80%
大铁：180 公里骑行	60% ～ 75%	61% ～ 70%

对于到底是以目标 NP 范围的上限还是下限作参考，建议还是根据自己的情况来把握。如果是为了完赛，就盯住 NP 下限，不论上下坡，都尽量不要长时间掉出 NP 下限。对于有追求的选手，可以适当上调 NP。其实，NP 数值范围是因人而异的，比如我曾与几位第一次完赛大铁的选手聊过，他们发现在自行车赛程的最后 40 公里，无论如何都维持不了目标 NP 的下限了，不得不持续放慢。所以，大家要根据自己的情况调整目标 NP，毕竟后面还有跑步的比赛。建议要有个“Plan B”（第二方案），万一当天状态不好，还有备选的计划可以使用。比赛过程中一旦有腿抽筋的前兆，就要及时调整策略，赶快补给。

下面以小明第一次参加 113 半铁的比赛策略为例进行讲解。

小明的比赛计划：最近一次测试 FTP 为 200 瓦，比赛的目标 NP=80%FTP=160 瓦，日常基于 NP 的心率为 140 ～ 145 次 / 分（二区）。

小明的比赛执行：在比赛过程中，小明还是在一开始有点兴奋，NP 一直在 160 ～ 170 瓦。到了赛程一半处，天气变得很热了，小明发现很难维持 160 瓦了，稍不注意就掉到 150 瓦了，而且心率一直在 150 ～ 160 次 / 分。补充了几次能量胶后感觉吃不下了，吃后感觉很恶心，但小明咬牙坚持，最后看到平均 FTP 是 155 瓦。后续的跑步比赛中，小明大腿前侧的肌肉痛得撕心裂肺，在医疗站几次都想放弃比赛，还好主办方对关门时间限制得不算严格，小明靠走坚持完成了比赛。

复盘：小明制订了错误的 NP 目标，严重影响了后续的跑步比赛，且看到自己的心率明显漂移了 10% 也没有调整。假如考虑到中途天气变热等因素，将 NP 调整到 150 瓦，甚至 145 瓦，那么完赛时间很可能会更短一些。

总结：比赛中盯住自己的 NP，如果心率有大范围波动，进行适当调整就可以了。

（2）训练计划

对标铁来说，自行车完赛一般都不是问题，选手需要提高自己的 FTP 以便更轻松和更快地完成比赛。到了进展期后半段，多做几次能提高 FTP 的区间 4 训练可能会有更大帮助。对半程和大铁选手来说，就要加入更多的长距离训练，先保证自己能顺利完赛。

我建议大家还是先测试自己的 FTP，训练过程中也要记录自己的心率区间，时刻注意自己的状态，如果膝盖痛或者肌肉过于酸痛就减少训练时间，掌握好训练的艺术。训练计划参考如下（表 4–3）。

表4-3 训练计划

训练	时间	内容
训练 1：二区有氧耐力 IF 0.7	1 ～ 5 小时	1 分钟 50%FTP 1 分钟 55%FTP 2 分钟 60%FTP 2 分钟 65%FTP 60 ～ 180 分钟 70%FTP，踏频 90 RPM 以上（长距离训练可适当掉到 65%FTP） 2 分钟 65%FTP 2 分钟 60%FTP 1 分钟 55%FTP 1 分钟 50%FTP
训练 2：二区有氧耐力 IF 0.7 加入一点爬坡	1 ～ 3 小时	1 分钟 50%FTP 1 分钟 55%FTP 2 分钟 60%FTP 2 分钟 65%FTP 10 分钟 70%FTP，踏频 90 RPM 以上 1 分钟 105%FTP，踏频 80 RPM 以上 （重复上面两项 10 次） 2 分钟 65%FTP 2 分钟 60%FTP 1 分钟 55%FTP 1 分钟 50%FTP
训练 3：三区节奏配速 IF 0.8	1 ～ 2 小时	1 分钟 50%FTP 1 分钟 55%FTP 2 分钟 60%FTP 2 分钟 65%FTP 2 分钟 70%FTP 30 分钟 75%FTP+15 分钟 80%FTP，踏频 90 RPM 以上

续表

训练	时间	内容
训练 3：三区节奏配速 IF 0.8	1 ～ 2 小时	（可延长到 60 分钟 75%FTP+30 分钟 80%FTP） 2 分钟 65%FTP 2 分钟 60%FTP 1 分钟 55%FTP 1 分钟 50%FTP
训练 4：乳酸阈值 IF 0.8	1 ～ 2 小时	1 分钟 50%FTP 1 分钟 55%FTP 2 分钟 60%FTP 2 分钟 65%FTP 2 分钟 70%FTP 20 分钟 90%FTP，踏频 90 RPM 以上 5 分钟 55%FTP，踏频 90 RPM 以上 （重复上面两项 2 次） 2 分钟 65%FTP 2 分钟 60%FTP 1 分钟 55%FTP 1 分钟 50%FTP
训练 5：心肺功能和力量 IF 0.8 注意膝盖的感受，两次训练间隔要超过 48 小时	1 小时内	1 分钟 50%FTP 1 分钟 55%FTP 2 分钟 60%FTP 2 分钟 65%FTP 2 分钟 105%FTP，踏频 60 RPM 以上 2 分钟 50%FTP，踏频 90 RPM 以上 （重复上面两项 8 次以上，如果可以坚持完 8 组，可以逐步提升到 120%FTP） 1 分钟 50%FTP 1 分钟 55%FTP 2 分钟 60%FTP 2 分钟 65%FTP

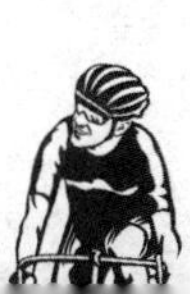

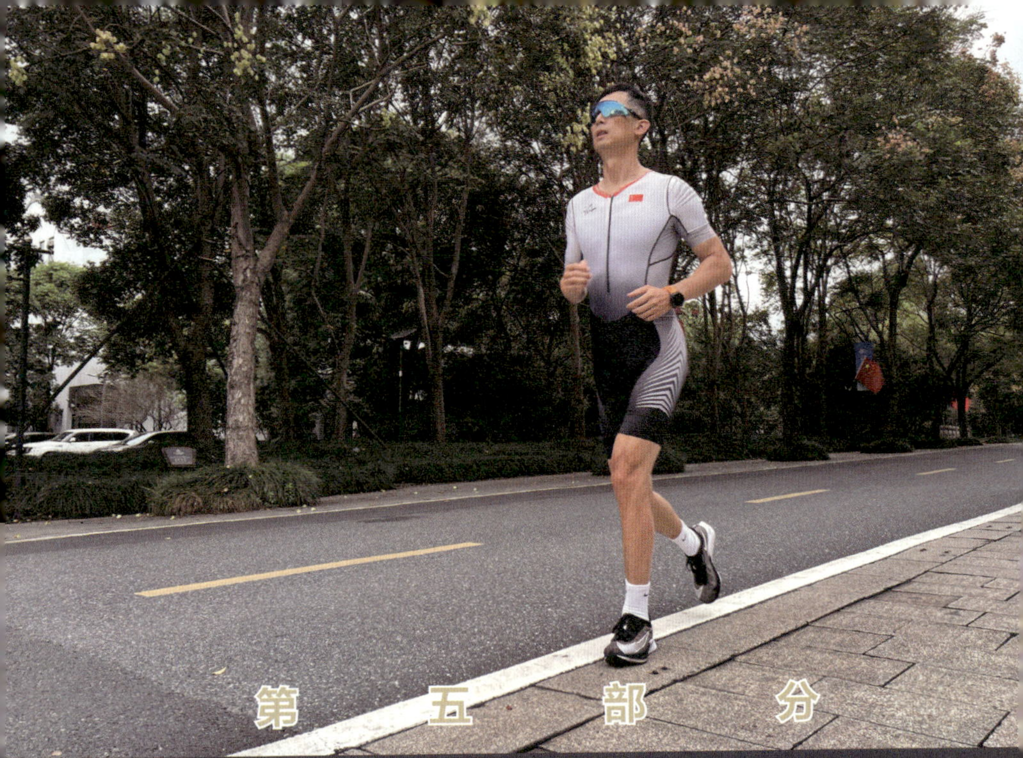

第五部分

跑步

与马拉松训练的不同

近年来，跑步成了一项非常流行的运动，高峰时几乎每个周末在全国各地都有至少一场马拉松比赛在举行。从跑步转来铁人三项运动的人占了铁三人群中相当大的比例。如果你已经有过一次全程马拉松的完赛经验，那么在铁三训练中，你可以把注意力更多地放在自行车和游泳项目上，对跑步做适当的加强和改进即可。由于游泳和自行车已经占据了训练的大部分时间，所以跑步训练的跑量不能像备战马拉松一样大，否则会有受伤的风险，要把跑量控制下来，改为自行车项目的有氧耐力训练项目。即使是进行 LSD 训练，跑步时间也不要超过 2 小时。

但是，如果你还没有完成过马拉松比赛或者无法完成本书前面介绍的跑步测试，那么就要多花点时间在跑步上了，入门选手在保证有氧耐力的训练基础上，跑姿和力量是要着重去改进的。

跑姿

无论是否跑过马拉松，既然要花大量时间备战铁三，专项改进跑姿是非常有必要的。当堆积跑量到一定阶段后，经过系统改进跑姿，大部分选手的成绩是会有明显提升的。

有关跑姿改进的书和文章有很多，近年来比较主流的是俄罗斯大学体育教授尼可拉斯·罗曼诺夫（Nichlolas Romanov）博士提出的姿势跑法。我推荐的学习方法是参加相关的实地培训，目前国内多个城市都有

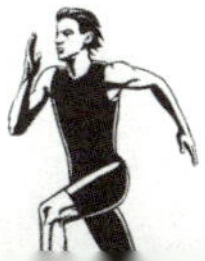

认证教练提供类似的培训，从半天到几天不等。改变自己多年来的动作习惯是需要有人当面指出和纠正的，单纯从文字上理解还是比较难的。

本书总结了几个跑步相关的主要原理性技巧供大家参考，类似资料颇多，就不展开细说了。

首先是保持高步频。如果观察肯尼亚精英选手，比如埃鲁德·基普乔戈（Eliud Kipchoge）等的跑姿，会发现他们的步频非常快。目前比较公认的高效步频是 180 次 / 分，这个步频也恰好和自行车赛段的 90 RPM 对应，方便选手自然地从自行车赛段过渡到跑步赛段，且步频不应该随配速下降得过多，也就是即使你的配速比较低，也应该保持高步频，但如果你的配速很慢，比如只有 8 分 / 公里，可能很难保持这样的步频。你需要做到的是尽量保持高步频，而不是大步幅低步频。

其次是身体起伏要小。高步频不代表更大的身体起伏，把身体蹬离地面是需要额外做功的，一场比赛要上万次地重复这个动作，假设你每一步多起伏 2 厘米，一场比赛下来就相当于多爬了几百米高的楼梯。除了更加耗费体力，高起伏还会在落地时对关节造成更大的冲击，这也是膝盖受伤的最主要因素之一。正确的方式应该是尝试快速向臀部提拉自己的小腿，迅速让脚在身体重心下方或者前面几厘米的地方快速落地，并通过身体前倾重复这个动作，而不是让支撑腿蹬着向前或向上。也就是说，跑步的速度实际上是通过调整身体前倾幅度来自然控制的，而不是单纯依赖支撑腿的发力。你可以尝试让朋友帮你录制跑步时的侧面视频，看看自己头部的起伏是不是很大。

最后就是缩短触地时间。有学者经过研究发现，缩短脚着地时间，就能对应地提高跑步速度。精英选手的触地时间往往在 150 毫秒内。要想缩短触地时间，除了要做到快速提拉自己的小腿和足部并快速落地外，还要防止自己脚跟着地或者脚落在身体重心太前面的位置，否则整个脚掌需要滚动接触地面，还要等身体重心前移，势必会增加触地时间。

跑步训练计划

其实跑步的训练目的就是在维持有氧心率的前提下，尽量跑得更快更久，用储备心率法计算的话，就是要将心率维持在 M 区间（储备心

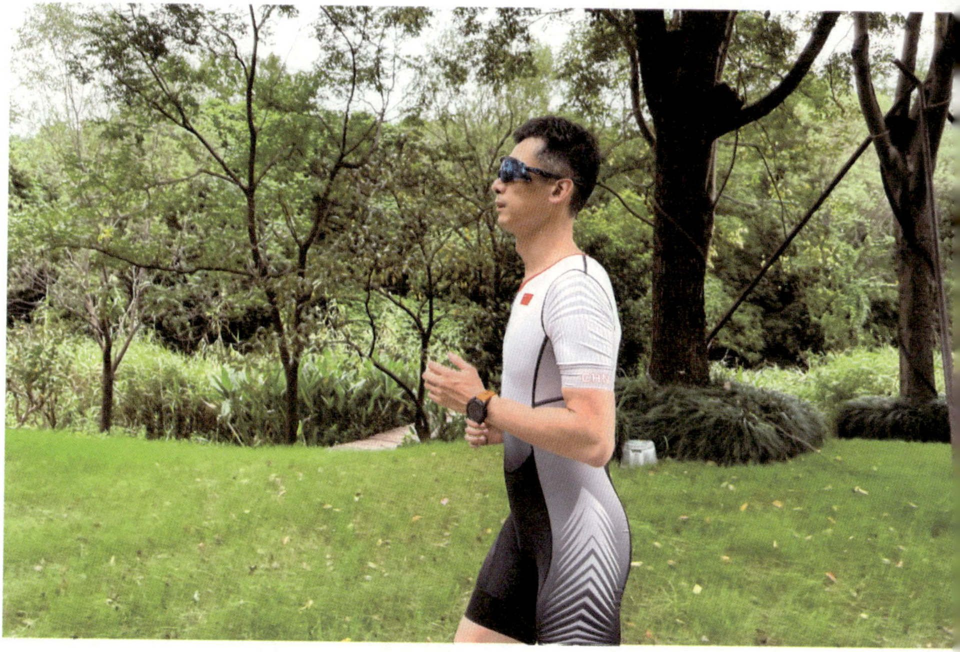

率的 74% ～ 84%），并尽量跑得更久。

每周的训练量可以逐步增加，但要遵循每周增加不超过 5% 跑量的原则，有任何不适都要进行减量或者休息。跑步训练计划参考如下（表 5-1）。

表5-1　跑步训练计划表

训练项目	训练时间	训练内容
跑步训练 1：有氧耐力	45 ～ 90 分钟	保持心率为最大心率的 60% ～ 70%，步频 180 次 / 分
跑步训练 2：Tempo 肌耐力	30 ～ 60 分钟	保持心率为最大心率的 70% ～ 80%，步频 180 次 / 分
跑步训练 3：乳酸阈间歇	30 ～ 60 分钟	热身后开始计时，并保持心率为最大心率的 80% ～ 90%，步频 180 次 / 分，维持 6 分钟后放慢速度，直到心率降到最大心率的 60% 以内，重复这个过程 3 ～ 6 次

跑步比赛策略

众多网友反馈，铁三比赛中跑步是最容易出问题的，深受广大铁三运动爱好者喜爱的英国铁三女选手露西（Lucy），就多次在大赛，甚至 KONA 世锦赛上的跑步环节中落后而痛失冠军。

• 对于以完赛为目的的选手，建议采取的策略是比赛的前 3 ～ 5 公里保持一个比较慢的速度，将心率压到储备心率的 65% 以内，适应换项并进行充分补给后，恢复到自己的马拉松配速M区间。后半程心率会出现不同程度的“漂移”，这是非常正常的，放慢速度，积极进行呼吸调整即可。可以在运动手表中设置心率报警，一旦超过目标心率，手表就会发出提醒音。

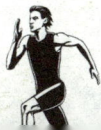

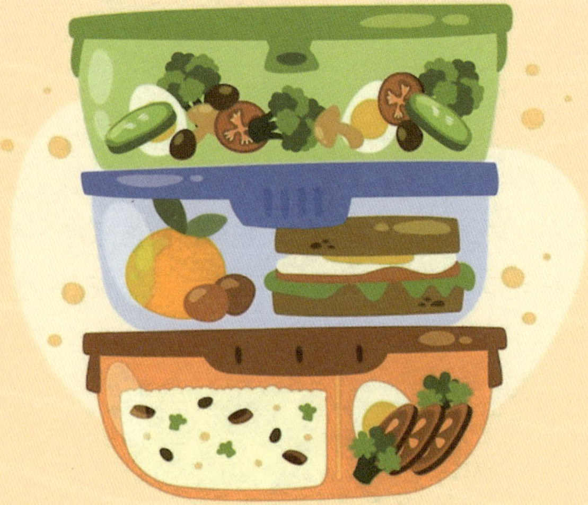

第 六 部 分

饮食、营养和补给

训练期的日常营养

人类其实特别擅长耐力运动，从远古时代起，就可以长途奔袭追逐猎物，且很有可能是等猎物体能耗尽的时候才发起致命一击。但那个时候，人类还没有什么能量胶和汉堡包之类的食物，大体吃的都是些普通肉类、谷物、干果。一个体脂率很低的铁人三项运动员，体内储藏的能量也足够他完成一场十几小时的大铁比赛。

如果你不是太胖或者太瘦，就不用太担心体重，所有训练的第一目的是完赛，而不是塑形，甚至脂肪含量稍微高一点也没有关系。奥运冠军，挪威小胖布鲁门菲尔特（Blummenfelt）2021 年在世锦赛上创造了 IRONMAN 大铁 7 小时 49 分 16 秒的最好成绩，从体形上就看得出来，和那些田径运动员相比他肯定算体脂率高的，但这并不影响他在铁人三项中的表现。

近年来，各种饮食方法层出不穷，断糖、戒脂肪、生酮饮食，甚至断食都流行过一段时间，但其实这些方法不适合正在进行体能训练的人使用。本书会用很大的篇幅专门介绍饮食、营养和补给，正所谓三分练、七分吃，正确的态度是要把饮食和休息也变成训练的一部分，用像对待训练一样的态度认真对待饮食。

总体来说，关于在备赛和训练过程中的饮食摄入，有两大块内容需要了解。

（1）保证均衡的饮食

蛋白质、脂肪、碳水化合物都是日常需要补充的，要根据训练和自身的情况来定，但首要是保证均衡。蛋白质的重要性无须多说，它是组成肌肉、修复损伤、维护免疫系统的重要成分，但具体吃多少，也是有很大弹性的，在进行一般训练的时候建议按每千克体重 1.2 ～ 1.4 克吃，进行大训练量的时候要增加到每千克体重 1.8 克。例如：小张的体重为 75 千克，每天的蛋白质摄入至少要到 90 克，在周末做 LSD 或有力量训练的时候，摄入量就要达到 135 克。食物中的蛋白质含量其实有很多软件都能计算，但大部分业余选手可能不会精确地去计算自己吃的食物中到底有多少蛋白质。了解蛋白质是否摄入充足的简单方法有二：第一种，只要做到训练后的那一餐吃饱且食物中有肉类，一般就够了；第二种，训练后没条件很快吃饭的话，喝一勺蛋白粉补充一下也可以。

一般在训练期，可以多吃点富含蛋白质的食物，以中国人的饮食习惯一般不太可能蛋白质摄入过量，但要指出的是，有 8 种氨基酸是人体无法自身合成的，需要从食物中摄取。肉类所含的蛋白质较为丰富，如果有条件或非素食主义者，可以多摄入动物蛋白，包括瘦肉、海鲜、鸡蛋蛋白等。

蛋白粉也分植物蛋白粉和动物蛋白粉，从适合人体吸收的角度来说，应尽量选择动物蛋白粉。常见的动物蛋白有两大类：乳清蛋白和酪蛋白。乳清蛋白更容易被人体吸收，运动后尽量选择乳清蛋白摄取；酪蛋白也叫缓释蛋白，如果乳糖不耐受或者想在睡觉前补充，可以选择酪蛋白。

脂肪曾被列为运动人士的头号敌人之一，但其实对脂肪要加以区分：不饱和脂肪酸和 ω-3 脂肪酸对人体是有益的，能维持人类肌肤紧致，帮助合成必要的激素，携带维生素 A、维生素 D、维生素 E 等，甚至能帮助女性维持月经周期；饱和脂肪酸因为会导致胆固醇、甘油三酯、低密度脂蛋白升高从而导致冠状动脉粥样硬化性心脏病等疾病而被要求控制摄入；反式脂肪酸（主要来自人工合成，自然界中也有，但比较少）已经被明确证实与动脉硬化等疾病有关联，是要严格控制摄入的，需要重点关注的就是零食，吃之前最好阅读一下配料表。

- 富含不饱和脂肪酸的食品：蔬菜、水果、海鱼、坚果等。
- 富含饱和脂肪酸的食品：动物脂肪、黄油、奶酪、棕榈油、椰子油等。
- 常见的反式脂肪酸来源：奶茶、代可可脂巧克力、蛋糕、饼干等。

在我们常见的中式食用油中，其实饱和脂肪酸和不饱和脂肪酸都占有一定比例，只要不过量，可以放心食用，且有研究发现，在部分运动员的饮食中加大脂肪量，2 周后这部分运动员的中等强度运动表现和疲劳程度都有优化[4]，提示对长距离有氧耐力运动来说，脂肪的摄入可能有正向作用。所以，你大可放心地在食物中增加一些含有不饱和脂肪酸的食物，如干果、瘦肉（瘦肉中也含有不少脂肪）、橄榄油、鱼类（尤其是冷水鱼）等，这部分的供能比甚至可以提升到总能量的 30%。奶酪和黄油虽然也含有不饱和脂肪酸，但饱和脂肪酸的含量更高，摄入要适量。

碳水化合物是我们最主要的能量来源，在长时间和高强度的训练中，是必须要足量补充的。在运动期间我们要补充能量胶和含糖的能量饮料，训练后 30 分钟内摄入含糖量高的食物也能加速恢复，这些是不可或缺的，而且经过一段时间的补给测试，你也可以知道自己在比赛中的补给应当选择什么样的节奏和分量。不过，对我国人来说，最大的问

[4] 陈梅．膳食脂肪对运动能力的影响及运动时脂代谢的调节 [J]．体育学刊，2004（6）：49-51．

题不是日常碳水化合物摄入不够，而是摄入过多。早饭喝粥，午饭吃米饭，晚饭吃面条是很常见的中式搭配，但食物中的淀粉多（主要是碳水化合物），其他营养物质少，再加上训练期间胃口变好，会加大三餐的淀粉摄入量，出现碳水化合物摄入超标但蛋白质和脂肪摄入不足的情况。为了能均衡摄入各类营养素，我们一般需要适当调整主食的摄入量，提高优质脂肪和蛋白质的比例。另外，碳水化合物与升糖指数密切相关，后面会进一步介绍。

要注意的是，蛋白质、脂肪、碳水化合物这三者的比例根据训练阶段的不同是要不断进行调节平衡的。大体上，蛋白质的摄入是相对较为稳定和需要保证的，可以根据你的体重较平稳地进行摄入；脂肪的摄入在训练初期要占据更多的比例，中后期逐渐减少；碳水化合物要根据训练的强度进行实时调整，非训练期间要控制摄入。以图 6–1 为例，在基础期碳水化合物的摄入比例为 40% 左右，比赛期间会增加到 50%；脂

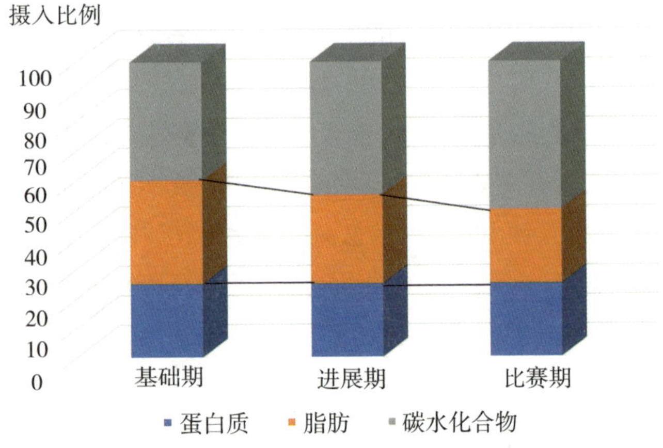

图 6–1　蛋白质、脂肪、碳水化合物摄入比例变化举例

肪的摄入比例从 35% 逐步减少到 25% 左右；整个备赛期间蛋白质摄入都稳定地占据日常摄入的 1/4。

需要格外重点强调的一个小原则就是深加工的食品最好少吃，不仅是针对铁三，足球等其他领域的运动人士也有一样的总结，因为深加工的食品往往能刺激你吃得更快、更多，里面含有很多你不太会关注的东西。如果能吃粗粮，就少吃面包，面包中的营养肯定不如粗粮均衡，且粗粮饱腹感更强；能吃水果的时候就少喝果汁，一杯果汁含有更多的糖，且少了很多膳食纤维。

（2）保持自律的饮食

吃饭这件事每天都在发生，还会有一千个理由来干扰你的饮食自律：用一份冰激凌中和一下坏心情，吃顿火锅庆祝完成一次 LSD 训练，在应酬中不得不喝一顿白酒，等等。尤其是在辛苦的备赛周期中，保持饮食自律比坚持训练要难得多。

但是，吃这个部分对成绩的提高有非常重要的影响，饮食和训练在备赛中有同样重要的地位，必须要保持饮食自律。可以理解的是大部分人无法一蹴而就，改变根深蒂固的饮食习惯，所以不妨也做个计划，用 4 周左右的时间逐步戒掉一些不健康的饮食习惯，过渡到训练的饮食节奏中来。现在有很多 APP 和运动食谱可以借鉴，如果你觉得这些工具对你保持饮食自律有帮助，完全可以用起来，只要你开始记录自己的饮食，就迈出了饮食自律的第一步。

相信也有不少人会在吃这个环节出现各种反复和破例，不用感到沮丧，只需要在你的能力范围内做到最好，既不激进（每一顿都必须按部就班），也不松懈（突然就放纵几天）即可。

训练备赛期饮食的几个要点总结如下：

- 蛋白质摄入要足量，尽量每餐都要有肉类等高蛋白食物。
- 控制好反式脂肪酸的摄入。
- 可以适量摄入富含脂肪的食物，如瘦肉、干果、鱼等。
- 运动中和运动后要补充碳水化合物，但在日常生活中要加以控制。
- 少吃深加工食品。
- 可以用 APP 等工具帮助自己保持饮食自律。

碳水化合物和血糖生成指数

血糖生成指数（GI）是指食物提升血糖的速度与葡萄糖提升血糖的速度的比值。不同的食物有不同的 GI，高 GI 食物进入消化系统后能迅速被吸收并提升血糖；低 GI 食物在消化系统停留时间长，提升血糖的速度慢且血糖下降的速度也慢。

对运动补充来说，如果你食用高 GI 食物，身体会释放胰岛素来调节血糖，这本来是一个很好的身体机制，但胰岛素浓度会维持大约 2 小时，在此期间身体本能地会减少对脂肪的利用，并把碳水化合物和蛋白质转变为脂肪（这也就是瘦不下来的一个重要原因），且你会更渴望摄入更多的碳水化合物，这对运动中或者运动后的我们来说并不是想要得到的结果，所以我们在运动中和运动后要注意食用中低 GI 食物，或者搭配富含蛋白质的食物来吃。有研究表明，碳水化合物和蛋白质一起摄入，会降低富含碳水化合物食物的 GI 值。

通常来说，我们把 GI 在 55 以下的食物称为低 GI 食物，55 ～ 75 的称为低 GI 食物，75 以上的称为高 GI 食物。

• 典型的高 GI 食物：米饭、米粉、玉米片、烤土豆等高淀粉含量食物，以及草莓酱、豆沙、蛋糕等高单糖含量食物。

• 典型的中 GI 食物：糙米、大麦、燕麦、全麦面包、松饼、香蕉、山药、芒果、西瓜、菠萝、葡萄干、能量棒、冰激凌（含有脂肪，所以 GI 并不算特别高）等。

• 典型的低 GI 食物：豆腐、黑豆、豌豆、黄豆、杏仁、腰果、花生、草莓、樱桃、木瓜、番茄、苹果、葡萄、奇异果、梨、橙子、哈密瓜、牛奶、酸奶等。

做功和卡路里

人体其实就像一台高效运转的机器，一边消耗能量进行运动，一边就需要输入能量来进行补充。因为有功率计和运动手表的存在，我们可以大概知道身体消耗能量的速度，并据此制订更好的能量补充计划。

衡量能量输出和摄入的单位有所不同，功率计衡量的是人做功的效率，所以用平均功率乘以时间得到的就是做功的数据，单位是千焦（kJ）。我们对食物提供的能量的衡量单位一般是卡路里（cal）或千卡（kcal，1 千卡 =1000 卡），1 卡 =4.18 焦耳。但是，这两者在补给的时候不能简单地进行换算，举例来说：小张按照平均功率 200 瓦骑车 1 小时（3600 秒），做功 720 千焦（200 瓦 ×3600 秒）。一条小能量胶提供 286 千焦或 68 千卡的能量，那么在不考虑自身能量储存的前提下，理论上

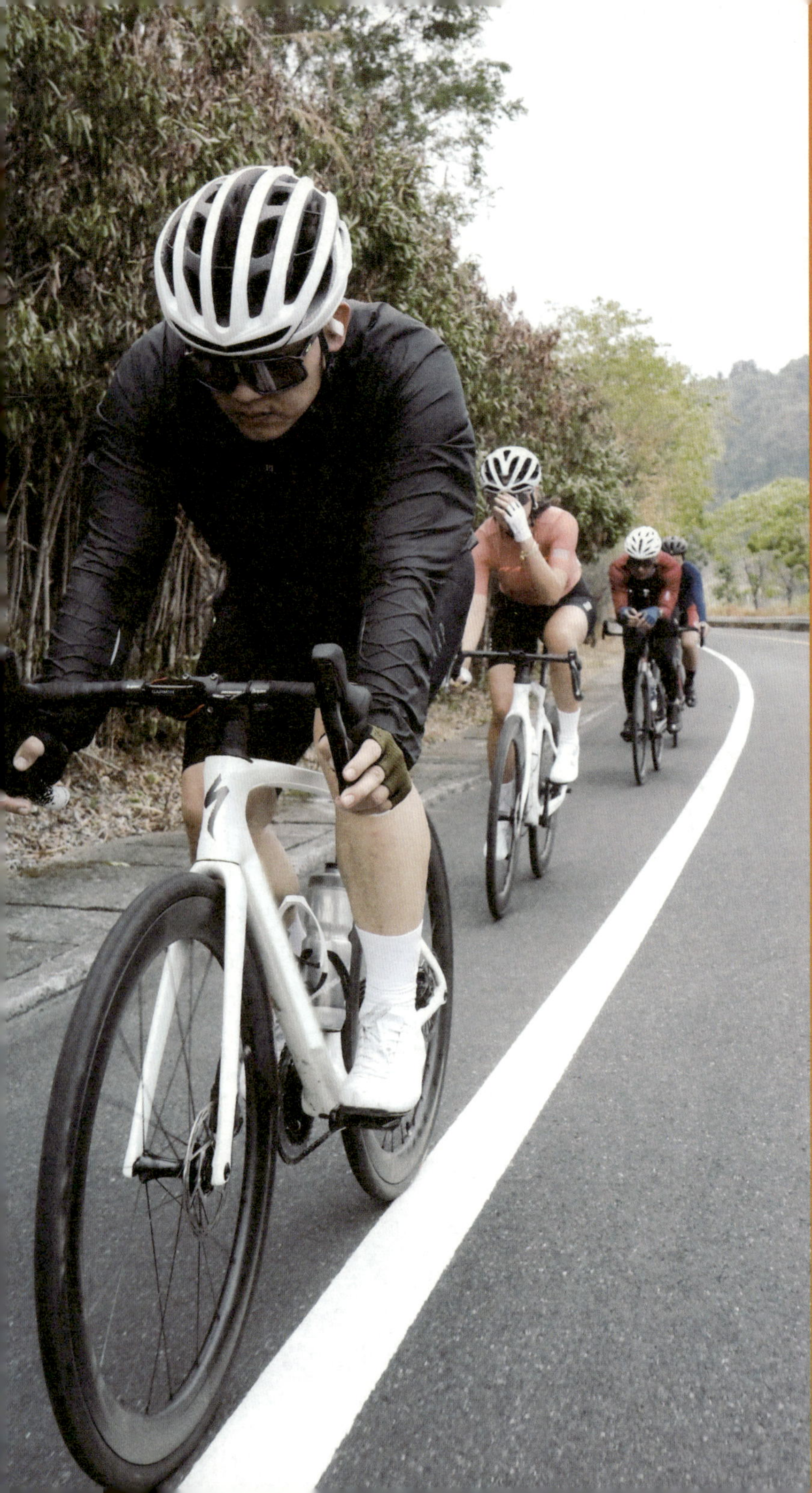

小张至少需要吃掉 2.5 条能量胶才能补充消耗的能量，但因为人体摄入的能量中只有 20% ～ 25% 能用于实际的做功，比如踩踏自行车等，剩下的会储存起来或者维持人体的其他功能。所以，对铁人三项这种运动强度来说，大家普遍认为在考虑了游泳阶段无法补给等情况后，自行车和跑步阶段每小时应至少补充 300 千卡的能量，换算成碳水化合物就是 60 ～ 70 克[5]。如果你的输出功率和体重都比常人要大，那么你就要考虑进行更多的能量补给。

不同速度的骑行对能量的消耗差异巨大，举例来说：20 公里 / 小时的骑行，20 分钟只消耗大约 90 千卡，但如果以 30 公里 / 小时骑行，20 分钟会消耗240千卡的能量，多了1.67倍，但其实骑行的距离并没有差那么多，主要的原因是随着速度的提高，骑行时的阻力呈非线性增长。

训练中的补给

训练时切记不要空腹，否则不仅实力完全发挥不出来，还容易出现低血糖。提前吃些容易消化的东西，不要选择高 GI 食物，最好在训练前 1.5 小时就完成就餐，不要吃太油腻的东西。每个人口味不同，但油条这种东西肯定是不适合的，训练前也不宜吃大量蔬菜，比如芹菜、韭菜这些食物所含的植物纤维是比较难消化的。实在来不及的话，也可以先吃点能量棒之类的食品，训练后再及时补充。

[5] Jeukendrup AE, Jentjens RL, Moseley L.Nutritional considerations in triathlon[J].Sports Med, 2005, 35(2): 163-181.

意大利面似乎可以吃一点。为什么说“似乎”呢？这是因为意大利面是一种风靡铁三运动圈的神奇食物，似乎意大利面是一个万能的赛前食物，众多专业选手都选择赛前吃意大利面。如果你不确定自己是否适合吃意大利面，那么鸡蛋、果酱、水果、香蕉、谷物等，都是可靠的选择。

一般来说，运动的前 1 小时主要消耗身体中储存的肝糖原，这时不需要额外补充能量，只要喝水、补充电解质就好。如果运动超过 1 小时就会开始消耗体内的脂肪和蛋白质，这时就需要停下来做点补给了，可以混合多种糖进行，补给量就按照前面给出的 300 千卡 / 小时来计算。需要注意的是，要至少提前 15 分钟补给，给自己充分的消化吸收时间。千万不要等到撞墙、抽筋等现象发生后再开始补给。运动后可以计算这次运动的能量消耗，补充相应的碳水化合物和蛋白质，而且要在运动后 1 小时内及时补给，在肌肉最需要蛋白质和能量的时候进行补充，这样的效果是最好的。常规建议 80% 的能量补给来自碳水化合物，20% 来自蛋白质（两者都能转化成能量），这个时候其实可以吃点你平时很喜欢吃的东西，如巧克力、甜品等。训练后 2 小时左右，就可以恢复正常饮食了。

几种训练后的食品补充：

- 果汁、香蕉、含糖饮料、巧克力、能量棒。
- 蛋白粉。
- 香蕉牛奶、巧克力牛奶。
- 干果。

有些人在训练后还对碳水化合物的摄入有抵触情绪，其实大可不必。大强度训练和比赛后，身体非常需要补充碳水化合物，如果这个时候补给不及时，除有可能使恢复速度减慢以外，还有可能导致免疫力降低。相关研究发现，剧烈运动后的生理压力会对人体免疫系统产生影响，导致感染比例增加，引起发炎[6]。民间圈子里经常说的“开窗”，就是指剧烈运动后会出现一个容易发生上呼吸道感染的窗口期。

训练前、中、后的补给要点总结：

• 不空腹训练。

• 提起至少 1.5 小时吃完食物。

• 在比赛和训练中要吃高 GI 食物，以保证能量供应并促进恢复。

• 在训练和比赛中按照 300 千卡 / 小时进行能量补充，也就是补充 60 ～ 70 克的碳水化合物，最好能混合几种糖一同补充，比如果糖和麦芽糖，这样能吸收得更多。

• 比赛后尽快补充碳水化合物和蛋白质。

如何补给

（1）关于赛前超补

赛前超补也叫“肝糖超补”，常见做法是赛前 1 周先剧烈运动把肝糖原耗尽，然后降低运动强度并大量摄入碳水化合物，俗称“补糖”。目前没有明确的研究表明这个做法是有效的，但如果你没有消化问题上的担忧，可以一试。

赛前补充的常见做法是在比赛前一天吃个赛前餐，充分摄入能量，

[6] Nieman DC, Pedersen BK.Exercise and immune function[J].Sports Med, 1999, 27（2）：73-80.

最好吃中低 GI 食物，摄入一些脂肪也是有效的，但没必要吃撑。国内有不少比赛在赛前都会有赞助商组织晚宴，很多人会放开了肚子吃，还会喝上不少的啤酒，这就是非常不明智的选择了，自律了一年的努力，很有可能因为这个选择而毁于一旦。

赛前 2 小时要早起吃完早餐，最迟在赛前 1.5 小时也要完成进食了，还是建议摄入中低 GI 食物和容易消化的蛋白质，最好选择你平时训练早起时吃的那些种类，避免新食物可能导致的肠胃不适。完成进食后就不要吃东西了，让食物充分消化，同时也避免在这个时候摄入碳水化合物而引起胰岛素水平波动。

（2）比赛中补给

对游泳运动来说，下水前 10 分钟是最后的能量补充机会了，有的人习惯吃一个能量棒或者喝半瓶能量饮料，我觉得半根或者 1 根香蕉也是不错的选择，因为后续要吃太多能量胶，这个时候能吃少吃点就少吃点。水不要喝太多，因为在随后的很长时间内你可能都无法上厕所了。

不论你在游泳结束后换项时喝了多少能量饮料，从坐上自行车的那一刻起，就要开始严格执行自己事先制订的比赛补给计划了。自行车赛段是最佳的补给时间，基本原则如下：

• 不要等到饿了或者体力透支时才想起来补给，你需要留出消化吸收的时间，最好做到定时补给。

• 根据你的功率消耗制订补给计划。

• 不要换新的能量食品或饮料，一定要选择自己熟悉和适应的食品和饮料。

常见的补给方式是先喝光自己准备的能量饮料，如果主办方准备了自己喜欢的能量饮料就继续喝，否则就只喝清水。能量棒和能量胶尽量吃自己带的，避免突然切换到不熟悉的品牌引起不适。在一开始的骑行中，甚至可以为了充分补给而降低一点速度，后续可以每 20 ～ 30 分钟进行一次补给，所以要盯住自己的手表或者码表。除了能量胶，还要多补充能量棒和香蕉等固体食物，因为在骑行时有足够的时间消化。但是，我不建议吃饺子、面包这类“硬货”，因为你在长时间运动的时候，消化能力是非常薄弱的，不易消化的食物会堆积在肠胃引起不适。

有一个非常棒的建议就是准备西红柿鸡蛋汤。你可以买速溶汤料，冲泡好放在换项包中的保温杯里。国内的比赛大多在冬季进行，当你从冰冷的水中出来，或者从自行车项目切换到跑步项目的时候喝上几口，会感觉自己很有能量，而且可以在汤中多加点盐来增加钠的补给。一次国内大铁比赛中，在自行车赛段有路边的热心观众从家里端出一碗热气腾腾的西红柿鸡蛋汤送给路过的选手，当时是 11 月底，游泳项目结束后大家都非常冷，喝到的选手激动得都哭了。

骑行的最后 20 分钟里就不要吃能量棒等固体补给食品了，否则跑步的时候吃下去的东西还没有消化完会很难受。跑步中的补给主要靠能量胶，但水的补充不能停，每次路过补给站都应该喝上几口，天气热的时候更应如此。

需要注意的是，能量胶在吃的同时一定要喝水，每管能量胶至少要配合饮用 150 毫升水，否则反而容易脱水，其原理是能量胶的电解质密度是非常高的，而血液的电解质由于流失得比较严重，密度反而会低于能量胶，当能量胶进入肠胃后，水会通过肠壁从密度低的一侧，也就是血液内，渗透到密度高的一侧，也就是肠胃内，因而短时间内反而会让人体损失水分。

补水策略是每小时至少补充600毫升水，建议每15分钟喝掉150毫升，当然这个量根据个人和天气情况可进行适当增减，但一般来说600毫升是最基础的补充量。

在能量补充策略上，建议至少每30分钟补给1次，如果能吃得下，可以每20分钟补给1次，每小时补给300千卡的能量，可以选择吃能量胶、能量棒或者喝运动饮料，大家可以对照自己的体重和输出水平进行适当增减。对大部分人来说，建议可以适当多补给一点，留出一定余量。注意，我们在平时的训练中就要测试不同的补给类型和补给量，找到最适合自己的补给物、补给量和补给间隔。

比赛中补给的4个要点如下：

• 定时、足量补给，在自行车和跑步项目中争取每小时补充300千卡能量和600毫升水。

• 不吃自己不熟悉的食物。

• 充分利用自行车比赛的时间补充固体食物。

• 吃能量胶的同时必须喝水。

几种常见的补给物

常见的补给物有能量胶、盐丸、能量棒、能量饮料等。

（1）能量胶

随着马拉松等运动在国内的兴起，除传统的国际品牌以外，还涌现出了一大批国内品牌的能量胶。能量胶的主要成分就是糖，能快速补充碳水化合物，但不同类型间也有不少区别，这里列举两种常见的能量胶类型。

等渗透能量胶：普通能量胶的能量和电解质密度都很高，到达肠壁吸收的时候，往往肠内液体的浓度大，而血液的浓度小，水分子会反渗透。等渗透能量胶将能量胶中电解质的浓度降低，从而减少这种反渗透，但弊端是能量胶的体积增大，能量密度降低，补充得较慢。如果你对普通的能量胶无法适应，可以尝试下等渗透能量胶。大部分人觉得能量胶体积大不是问题，可以用胶带粘在自行车的横梁上，反正铁三车的重量也不是个大问题。

含咖啡因的能量胶：部分能量胶会标明含咖啡因，咖啡因是为数不多公认的能对长距离运动有正向作用的合法补剂。相关研究证明，咖啡因对需要短时间输出的项目，会有比较大的正向增益。近年来有研究发现，咖啡因也会对长距离运动员和受过比较完善训练的铁人三项运动员有提高成绩的作用，参加研究的 26 个运动员中，游泳时间平均减少了 3.7%，总完赛时间平均减少了 1.3%[7]。

服用含咖啡因的能量胶或者无水咖啡因片，都是补充咖啡因的手段，但弊端在于咖啡因对每个个体的作用不同，如果你平时完全没有喝咖啡的习惯，建议一定要提前适应一下咖啡因能量胶，因为摄入咖啡因可能会带来心悸、恶心、尿频的副作用。这就好比你从来不喝酒，那可能突然喝了一杯白酒就不省人事，但如果你天天喝酒，可能喝了半瓶也

[7] Potgieter S, Wright HH, Smith C.Caffeine improves triathlon performance: a field study in males and females[J].Int J Sport Nutr Exerc Metab, 2018, 28（3）: 228-237.

只是脸红而已。常规建议是从每千克体重 6 毫克开始尝试添加，所以在服用能量胶前要查看营养成分表，确定好适合自己的量，最好从少到多慢慢试几次。另外，咖啡因摄入后 45 分钟左右才会达到血液浓度高峰，运动状态下可能需要 30 分钟，所以你需要至少提前 30 分钟补充含咖啡因的能量胶，而不是在比赛快结束时才想起来补充。

随着科技的发展，现在甚至可以通过基因检测来了解自己的咖啡因代谢能力，如果你天生咖啡因不耐受，可能就不适合大量摄入咖啡因了。

（2）盐丸

盐丸是可选项，如果天气非常炎热，出汗的速度非常快，你可能会出现一些由电解质流失过快引起的症状，如恶心、呕吐、头痛、抽筋，甚至昏迷等。在热带或者夏天举行的马拉松或足球比赛中，经常会看到有人频繁抽筋，这就是缺乏电解质的表现。其实，能量饮料等其他补给中都含有不少钠，但如果天气过热，就需要通过吃盐丸来进行补充了。每小时吃 1 粒一般就足够，不用多吃，因为吃盐丸除了会造成口渴，对肾脏也会有不小的压力。

（3）能量棒

要选择专业的、碳水化合物密度高的能量棒，而不是电商平台上售卖的用来节食或者无糖的能量棒（图 6–2、图 6–3）。食用前要关注一下配料营养表。

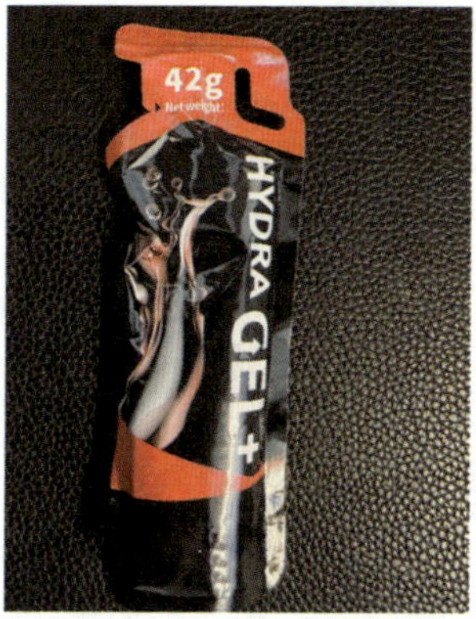

图 6-2　能量胶

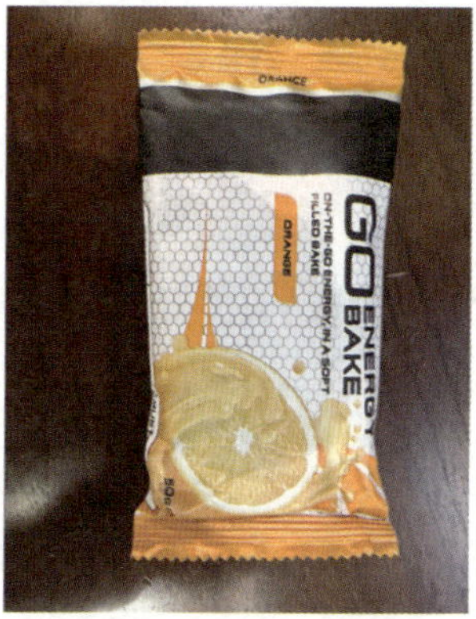

图 6-3　专用于比赛的能量棒

（4）能量饮料

能量饮料的主要作用无外乎补充碳水化合物和电解质，可以直接买瓶装的或者买粉剂自己冲兑，赛事组织者往往也会提供一部分，可以挑选符合自己口味的能量饮料。不过，大部分能量饮料都过浓，电解质含量较高，最好在能量饮料中兑入一半量的水，避免在肠胃内出现反渗透。

（5）其他

对于铁三这种长距离运动，你还可以关注下支链氨基酸（BCAA）。支链氨基酸是亮氨酸、缬氨酸、异亮氨酸三种氨基酸的统称，这三种氨基酸是人体必需但无法自己合成的，需要从食物中摄取。当我们进行大运动量训练的时候，足够的氨基酸补充会有促进恢复和保持肌肉力量的作用，可以在 LSD 训练前适当补充。当然，如果你已经有了足够的食物或者蛋白质补充剂摄入，就无须额外补充 BCAA 了。

其余补剂的有效性大部分未经严格验证，因此不太建议使用，还是靠踏实训练和足够的食物摄入更有效果保障。

如何看营养成分表

图 6–4 是一盒能量胶的营养成分表，国内大部分产品采用的都是这种标注方式。

营养成分表 Nutrition Information		
项目/Items	每100克/Per 100g	每份42克/Per Serving 42g
能量/Energy	680千焦(kJ)	286千焦(kJ)
蛋白质/Protein	1.0克(g)	0.4克(g)
脂肪/Fat	0克(g)	0克(g)
碳水化合物/Carbohydrate	39.0克(g)	16.4克(g)
钠/Sodium	35毫克(mg)	15毫克(mg)
维生素B_1/VitaminB_1	1.30毫克(mg)	0.55毫克(mg)
维生素B_2/VitaminB_2	0.90毫克(mg)	0.38毫克(mg)
维生素B_6/VitaminB_6	0.90毫克(mg)	0.38毫克(mg)
咖啡因/Caffeine	40毫克(mg)	16.8毫克(mg)

图 6–4　营养成分表举例

• 能量（Energy）：该产品所含能量值，是我们最主要关注的。最右侧栏指的是每份产品，也就是每条能量胶含能量 286 千焦，也就是约 68 千卡。图中的这款产品能量密度比较小，如果只把这款能量胶作为补充，那么骑自行车的时候每小时要吃 4 ～ 5 条。

• 蛋白质（Protein）和脂肪（Fat）：一般能量胶中的含量较低。

• 碳水化合物（Carbohydrate）：每份能量胶含 16.4 克，你应该在自行车赛段每小时摄取大约 60 克的碳水化合物。

• 钠（Sodium）：是人体所需的电解质，如果天气不算太热，选择含钠的能量胶或饮料即可，可以不补充盐丸。

• 维生素 B_1、维生素 B_2、维生素 B_6：并非我们关注的重点。

• 咖啡因（Caffeine）：这种能量胶含咖啡因，每条 16.8 毫克，注意提前计算摄入量。

比赛中的补给计划

以下是几个补给计划的示例（表 6–1 至表 6–3），大家可以以此为基础，根据自己的情况和比赛所在地的天气进行调整。

表6-1　标铁补给计划

补给时机	内容
下水前半小时（可选）	能量棒或香蕉 1 根，能量饮料 150 毫升
换项 1	水 150 毫升，能量胶 100 千卡
骑行	每 15 分钟补水 150 毫升，能量胶 150 千卡
换项 2	能量胶 100 千卡，如果天气炎热，加盐丸 1 颗
跑步	每 15 分钟补水 150 毫升
总补给需求	能量胶 3 支（可选咖啡因能量胶） 水 1350 毫升 可选能量棒或香蕉 1 根 如果天气炎热需加盐丸 1 颗，也可用能量饮料代替

表6-2　113半铁补给计划

补给时机	内容
下水前半小时（可选）	能量棒或香蕉 1 根，能量饮料 150 毫升
换项 1	水 200 毫升，能量胶 100 千卡
骑行	每 15 分钟补水 150 毫升 每 30 分钟补充能量胶 150 千卡 中途有其他食物补给的时候，如香蕉和能量棒，要吃些替代能量胶 如果天气炎热，每 2 小时补充 1 次盐丸
换项 2	能量胶 100 千卡，如果天气炎热，加盐丸 1 颗
跑步	每 15 分钟补水 150 毫升 如果天气炎热，还需要补充盐丸 1 次 每 30 分钟补充 1 次能量胶 150 千卡 尽量不吃固态食物，避免腹痛
总补给需求	水 3.2 升 能量胶（棒）9 支，可含咖啡因或部分含咖啡因（建议在自行车赛段用固体能量棒代替部分能量胶，但最后的 1 小时内尽量不吃固体食物，防止跑步时出现不适） 可选择在下水前补充能量棒或香蕉 1 根 如果天气炎热，则需补充盐丸 3 ～ 4 颗

表6-3　226大铁补给计划

补给时机	内容
下水前半小时（可选）	能量棒或香蕉 1 根，能量饮料 150 毫升
换项 1	水 150 毫升，能量胶 100 千卡
骑行	每 15 分钟补水 150 毫升 每 30 分钟补充能量胶 150 千卡 每 2 小时要补充一点食物或用能量棒替代能量胶 如果天气炎热，每 2 小时补充 1 次盐丸
换项 2	能量胶 100 千卡，如果天气炎热，加盐丸 1 颗
跑步	每 15 分钟补水 150 毫升 每 30 分钟补充 1 次能量胶 150 千卡 尽量不吃固体食物，避免腹痛 如果天气炎热，要在赛程中间再补充 1 颗盐丸
总补给需求	水 6.2 升 能量胶（棒）18 支，可含咖啡因或部分含咖啡因（建议在自行车赛段用固体能量棒代替部分能量胶，但最后的 1 小时内尽量不吃固体食物，防止跑步时出现不适） 可选择在下水前补充能量棒或香蕉 1 根 如果天气炎热，需补充盐丸 4 ～ 6 颗

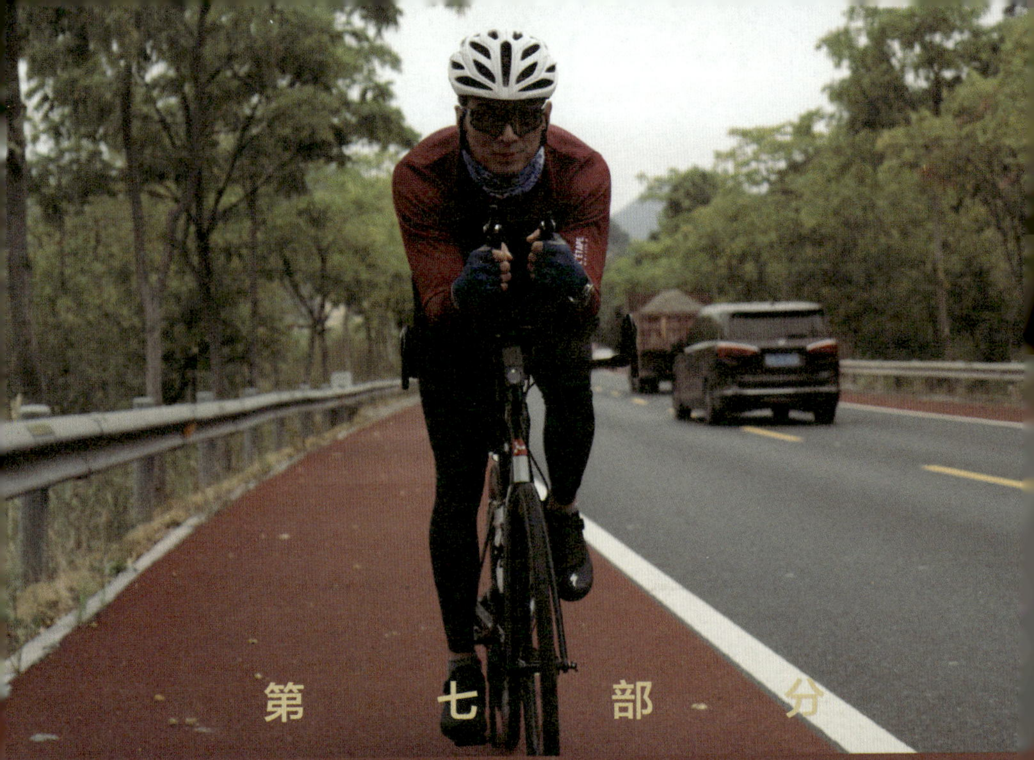

第 七 部 分

训练计划

训练时间的分配

目前公认有效的耐力训练计划中，要有 80% 的时间用在长距离低强度有氧能力训练上，我们一般称之为长距离慢跑（long slow distance，LSD），其余的时间用来做力量和速度技巧训练。在我们制订训练计划的时候，要和日常健身有所不同，是要带着明确的训练目的来进行的。本书所强调的所有训练都指向一个目标——完成第一次铁人三项比赛，所以计划也应该依此进行，至于塑形、减肥都不是训练的目的。

就游泳、自行车、跑步三项运动的时间分配比例来说，至少 60% 用在自行车项目上，因为自行车项目在铁人三项中时间占比最多。剩下 40% 的时间，要根据你在两项运动上的能力强弱程度来适当调整，这就需要大家根据自己的实际情况做调节。在开始的阶段，你应该让“短板理论”起作用，知道自己哪个项目还达不到完赛的水平，先把阻碍你完赛的最明显的短板补上。当各项能力都已经差不多的时候，就可以按照游泳 60%、自行车 20%、跑步 20% 的比例来安排时间进行训练了，但要记得要留时间给合并训练（bricks）。

（1）错过训练怎么办

如果错过了一次训练，不用担心，谁都会出现这种情况。如果中间有休息日就补上。如果错过的是重要的 LSD 训练，则可以替换掉后面的一个训练，尽量保证 LSD 训练的完整性。如果错过的是放松或者技巧训练，可以忽略掉。

如果缺席了 1 周以内的训练，千万不要尝试在后面的 1 周把所有训练内容都加进来，这会大大增加受伤的风险。你可以在随后的训练中替换掉一个技巧或恢复训练用来做 LSD，其余的训练可以忽略。

如果缺席了 2 周的训练，那么就建议你退回去重新训练，因为你的有氧能力和力量可能都会有所下降。例如，你缺席了第 10 周和第 11 周的训练，那么就应该从第 9 周的训练开始重新练起来，即使最后会不及预期，也要保证训练的循序渐进。

（2）LSD 到底有多慢

LSD 对长距离运动的训练很重要，据说马拉松的世界纪录保持者基普乔戈（Kipchoge）也有大约 80% 的时间在做 LSD 训练。那么到底多慢才算是 LSD 呢？如果用 RPE 量表来衡量，就是能达到可以和周边人聊天的程度，强度应该介于 5 和 6。如果你有运动手表或者功率表，那就更容易找到自己的 LSD 强度。千万不要担心这种训练没有效果，1 ～ 2 小时过去后，你也会感觉到疲惫和难以坚持的，高手们也是把这种训练作为基础的。基普乔戈的 LSD 速度据说也只有 6 分 / 公里，你要知道他的马拉松配速是 3 分 / 公里。因此，LSD 训练重要的是坚持，中间停下来喝水和调整的时间越少越好，最长也不建议超过 5 分钟。

（3）要不要一天两练

很多有工作的朋友，不免会想把训练都集中在周末进行。我自己也曾经在周末安排过一天两练，虽然我也没有因此而受伤，但专业教练给的建议是业余选手看个人情况，但还是要避免一天两练 LSD，可以和力量、速度、技巧训练错开。这个问题还是属于训练的艺术部分，要重视自己的身体感受，不做低效的训练，有任何不适都要及时停止。永远记住：少量的训练也会让你进步，但如果受伤了你就会退步。

赛季训练计划制订

之前我们说了超量补偿的原理和周期训练的概念，在锁定了一个比赛后，我们就可以根据这个原理安排自己的赛季了，简单说来可以分成三步：做评测、定目标、定时长。

（1）做评测

必做的评测是三个项目的完赛时间测试，看看自己的短板在哪里；选择性测试是心率测试、FTP 测试、力量测试，如果你有时间，可以把乳酸阈值也测试了。通过测试可以了解自己的长短板，并且给后续训练锚定一个基础值。

（2）定目标

定下自己的赛季目标，比如在年底的大铁比赛中完赛，或者是将自己的标铁成绩提升到 3 小时以内。

（3）定时长

当然，你要考虑自己工作和生活的安排，但最低的训练时间建议如下：

- 对于标铁，建议准备 2 个月以上，每周训练 6 小时以上（如果你

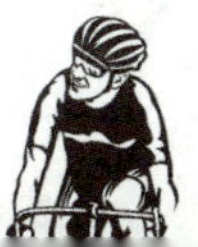

还不会游泳或者不会骑自行车，那么还要加上学习的时间）。

• 对于半程铁人三项比赛，建议准备4个月以上，每周训练8小时以上。

• 对于全程铁人三项比赛，建议准备6个月以上，每周训练10小时以上。

我仍然给大家一个可以先闭着眼睛照抄的赛季周期训练时间计划，你可以先僵化、再固化、后优化，在这个表格的基础上再制订适合自己的计划。

经过以上3个步骤，你就有了自己的评测基础、阶段性目标、训练时长计划，然后就可以按照本书的建议开始准备赛季每周的详细训练计划了。通常专业教练和一些高手会建议把赛季分成若干时期，本书简化了细分步骤，方便大家执行和参考，但基本的周期原则还是能很好地体现的。训练周期可以分为基础期、进展期、减量期、比赛期四个部分，中间会穿插休息周（表7–1）。

表7–1 赛季训练时间计划

时期	周次	平均每周训练6小时	平均每周训练8小时	平均每周训练10小时
基础期	1	6	8	10
	2	7	9	12
	3	8	10	13
	4	4	5	7
	5	6.5	9	11
	6	7.5	10	12
	7	8.5	11	13

续表

时期	周次	平均每周训练 6 小时	平均每周训练 8 小时	平均每周训练 10 小时
基础期	8	4.5	5	7
	9	7	9	11
	10	8	10.5	13
	11	9	11.5	15
	12	4.5	5.5	7
进展期	13	7	9	11.5
	14	8	10	12.5
	15	9	11	13.5
	16	4.5	5.5	7
	17	6	8	11
	18	7	9	12
	19	8	10	13
	20	4.5	5.5	7
减量期	21	6	9	10
	22	5	6	8
比赛期	23	4	5	6

注：开始前的一周你可以进行一些评测，每 4 周也会安排 1 个休息周，表格中用下画线对休息周进行了标注。

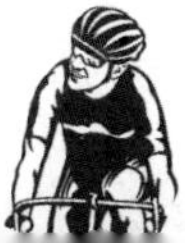

减量期、比赛期的注意事项

在比赛中，你势必会挑战自己的极限。换言之，比赛应该是你一周中运动强度最大的一次“训练”。那么从减量期开始，就不能以提升能力为主要训练目的了，而应着重于恢复、保持体力。这个时候提升的那点能力，远不如好好休息对比赛成绩的提高更大。

在本书的计划中会有一些肌耐力和速度训练，但力量训练建议停止，力量训练导致的延迟性酸痛会让你极容易在比赛中受伤。

建议停止“酒”“澡”等场外活动。如果你习惯每天睡前喝半杯红酒，那也无妨，但喝大酒会让你身体脱水，需要很长时间来补偿，因此在整个训练周期内都要避免喝大酒。“澡”特指泡澡或长时间洗澡，这个属于训练的艺术部分了，没有什么严格的科学依据，但不少专业教练都建议在比赛前 1 ～ 2 周不要泡澡，否则在比赛中总感觉发力缺失。

合并训练

合并训练的主要目的是模拟比赛中的换项情景，避免换项带来的不适，同时可以检验下自己的器材装备。对于以完赛为目的的选手，合并训练也很有必要，可以都放在进展期后几周和减量期进行，一般训练 3 ～ 4 次。如果没有进行过合并训练，绝大部分选手会在骑车的头 10 分钟发力过猛或者找不到状态，也有可能在跑步的前几公里就频繁抽筋。注意，合并训练的目的是模拟，不能再增加疲劳的积累（表 7–2）。

表7-2　3个合并训练的计划建议

训练项目	时间	内容和强度
合并训练 1	2 小时	骑自行车 1.5 小时，目标心率和功率以有氧耐力为主 跑步 30 分钟，目标心率参照比赛计划
合并训练 2	1.5 小时	游泳 30 分钟，目标配速参照比赛计划 骑自行车 1 小时，目标心率和功率参照比赛计划
合并训练 3	3 小时	骑自行车 2 小时，目标心率和功率参照比赛计划 跑步 30 分钟，目标心率参照比赛计划

每周的训练计划

你可以在训练网站、手表、训练应用程序（APP）等渠道找到各种建议训练计划表，每个训练计划的出发点不同，比如在有的训练网站上，你可以选择锻炼的项目并输入一些数据，网站会自动推荐一个详细计划，但类似网站一般需要付费且大部分是英文。我比较推荐的是先从本书中的计划开始，然后根据自己的情况做调整。还记得前面提到的原则 1 吗？每个人的情况都不一样，自己的情况和身体的反馈只有自己最清楚，所以最佳的方式就是先掌握训练的基础原理（前文介绍的这些原理基本已经够用了），然后自己做计划调整。

（1）几点注意

• 如果把跑步和自行车训练放在连续的两天里进行，那就先进行跑步训练，第二天再进行自行车训练。综合来说，跑步是最容易受伤的项目。

• 主动恢复的部分可以选择游泳或骑自行车，但最好不要跑步，即使是慢跑。

• 本书在基础期的游泳训练全部都安排了技术训练，如果你对游泳技术比较有把握，可以替换成游泳章节中的耐力或速度训练。

• 在休息周尽量减训练时长但不要减强度，保持对一个强度的适应性。

（2）每周训练计划举例

本书为大家列举每周训练计划表，供大家参考（表 7–3 至表 7–8）。

表7–3　基础期训练计划（10小时）

时期	周次	星期	训练内容	时间
基础期	1	星期一 （如果是新手或者目标是标铁， 星期一可以休息）	力量训练 1 游泳训练 1	2 小时
		星期二	自行车训练 1	1 小时
		星期三	游泳训练 1	1 小时
		星期四	跑步训练 1	1 小时
		星期五	游泳训练 1	1 小时
		星期六	跑步训练 1	2 小时
		星期日	自行车训练 1	2 小时

注：第 2、3 周逐步增加时间。

表7-4　基础期训练计划（休息周）

时期	周次	星期	训练内容	时间
基础期	4	星期一	休息	—
		星期二	自行车训练 1	1 小时
		星期三	游泳训练 1	1 小时
		星期四	跑步测试	1 小时
		星期五	游泳训练 1	1 小时
		星期六	跑步训练 1	1.5 小时
		星期日	自行车测试	1.5 小时

表7-5　进展期训练计划（11.5小时）

时期	周次	星期	训练内容	时间
进展期	1	星期一 （如果是新手或者目标是标铁，星期一可以休息）	游泳训练 2	1 小时
		星期二	自行车训练 2	1.5 小时
		星期三	游泳训练 2	1 小时
		星期四	跑步训练 1	1.5 小时
		星期五	游泳训练 2	1 小时
		星期六	合并训练 3	3 小时
		星期日	自行车训练 1	2.5 小时

注：第 2、3 周逐步增加时间。

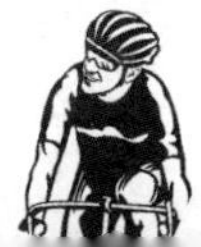

表7-6　进展期训练计划（休息周）

时期	周次	星期	训练内容	时间
进展期	4	星期一	休息	—
		星期二	跑步训练 1	1.5 小时
		星期三	游泳测试	1 小时
		星期四	跑步训练 2	1.5 小时
		星期五	自行车测试	1 小时
		星期六	跑步测试	1 小时
		星期日	自行车训练 2	1 小时

表7-7　减量期训练计划（10小时）

时期	周次	星期	训练内容	时间
减量期	1	星期一 （如果是新手或者目标是标铁，星期一可以休息）	游泳训练 3	1 小时
		星期二	自行车训练 3	1.5 小时
		星期三	合并训练 1	2 小时
		星期四	跑步训练 2	1.5 小时
		星期五	游泳训练 3	1 小时
		星期六	合并训练 2	1.5 小时
		星期日	自行车训练 4	1.5 小时

表7-8　比赛期训练计划（星期日比赛）

时期	周次	星期	训练内容	时间
比赛期	比赛周	星期一	游泳训练 1	1 小时
		星期二	自行车训练 1	1 小时
		星期三	游泳训练 2 （可以改在开放水域训练）	1 小时
		星期四	跑步训练 2	1 小时
		星期五	合并训练 1	2 小时
		星期六	休息	—
		星期日	比赛	—

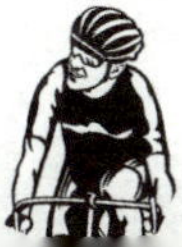

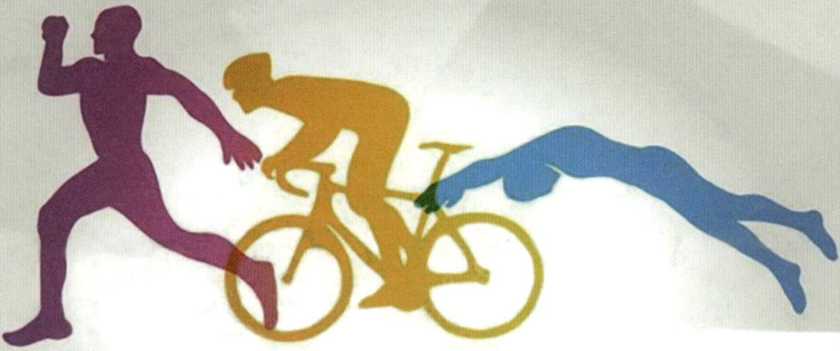

triathlon

第 八 部 分

比赛计划

一份完善的赛前计划

一个完整的比赛计划应该包含以下部分：

- 配速策略。
- 补给计划。
- 装备计划。
- 比赛信息。

前两个部分在本书中已经介绍过，最好的方式是在赛前观察自己的训练和天气情况，并以文字的形式记录下来，保证时刻能回忆起来，比赛过程中大脑会被身体的其他信号占满，你可能会无法回忆起来自己之前的计划，所以写下来才能更好地记住并执行。

表 8-1 是一位选手的部分参赛计划：

表8-1　小明的第一个大铁计划（部分）

项目	计划	备选计划
下水前 30 分钟	150 毫升功能饮料	—
游泳 0 ～ 10 分钟	混合泳有氧强度 （配速 2 分 /100 米）	—
游泳半程折返点	以自由泳为主，2 次划水 1 次呼吸 （配速 1 分 50 秒 /100 米）	—
换项 1	脱胶衣 穿袜子 穿锁鞋 戴墨镜、头盔 戴防晒套袖 1 支能量胶 +200 毫升水	若天气寒冷可以增加 150 毫升热汤

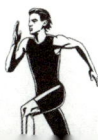

续表

项目	计划	备选计划
骑行 0 ～ 10 公里	50%FTP（100 瓦） 踏频 90 RPM 心率区间 E1 1 支能量胶 +150 毫升水	—
骑行 10 ～ 60 公里	70%FTP（140 瓦） 踏频 90 RPM 心率区间 E2 2 支能量棒 +1 根香蕉 750 毫升水 2 支能量胶	如果心率漂移到最大心率的 85%，则下调 FTP 到 65%

装备计划最好也能提前以表格的形式写下来，避免在准备过程中有遗漏。参赛手册上一般也会把比赛线路和地形等基本信息写出来，建议可以把自行车赛道部分撕下来贴在自行车上，以备不时之需。

比赛过程

大铁比赛长达十余小时，充满了各种变化，能顺利完赛是很不容易的。从心态上最好能做到这 3 点：

• 这是你自己的比赛，所以要专注于自己的计划，千万不要被环境和别的人过多影响。体会自己身体的变化，坚持自己的节奏，看看周边的景色，享受比赛。

• 掌握你能掌握的因素，拥抱变化。不要抱怨天气、主办方或其他选手，做到自己能做到的就足够。什么是你能掌握的？换胎技能、补给、器材及详细的参赛计划。什么是你不能掌握的？天气，主办方及其他运动员的行为。

• 自行车项目最开始的 1 小时对新手来说是个“大坑”，因为你已经完成了游泳比赛，心情是比较放松的，这个时候一般天也刚亮，你的生物钟在唤醒你，于是你开始兴奋起来。很多和你一样兴奋的选手会不停超越你，此时更要专注于既定的功率和心率目标，千万不要激进。很多选手都是因为这个时候“过于神勇”的发挥，导致后续很快进入一个怎么也骑不动的阶段，从而影响了整个比赛的成绩。

换项

换项可能是最容易提高成绩的一个环节了，俗称铁人三项的“第四项”。有句话叫“失败者全靠临场发挥，而胜利者会展望未来”，有了充足的准备才能不手忙脚乱。

• 提前做好准备列表，根据天气和赛场情况准备好物资和装备，一定要写下来，写下来，写下来。

• 提前问清楚什么时候完成器械检查及换项区开放的时间，有的比赛要求头一天晚上就把车放到换项区，第二天只能进去整理装备，有的比赛在比赛当天早上还可以进行放车和检查。

• 赛前练习几次在全身湿的情况下快速脱胶衣，这一步往往是最费时间的，一般要在游泳结束后边跑边把上身的胶衣脱下来，到了换项区先把一条腿抽出来，然后用脚踩住胶衣抽出另外一条腿。

• 参加标铁比赛可以准备一件能从头穿到尾的铁三服，而不是每个

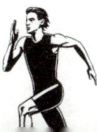

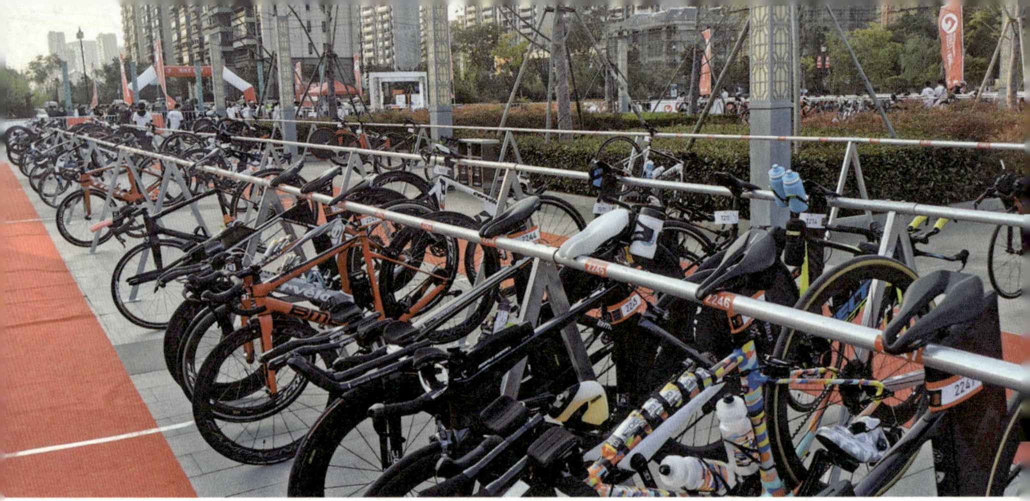

项目都换一次衣服。

• 准备两个防水的袋子，将骑车和跑步的装备分开放，避免拿错。

• 补给最好能提前用胶带粘在自行车横梁上，而不是到换项区再往口袋里塞。

• 尽量不要在换项区上厕所，因为要来回跑而且可能要排队，最好在比赛途中上厕所。

• 注意安全事项，比如推自行车前先戴头盔，没有经过出发线前不可以上车，在到达出发线前一定要推行，否则会被处罚。

• 未经允许不要触碰别人的装备和物资，避免引发不必要的纠纷。

• 有人喜欢把锁鞋固定在车上，跑到出发线直接上车穿锁鞋，但这种方法不一定适合所有人，你可以先试几次看是否顺畅。

不论是第一次换项还是第二次换项，刚开始进入骑行或跑步的时候，切记要压住节奏，先适应一下再逐渐恢复到自己的目标功率或配速。

大铁比赛的时间较长，换项时间没有必要压缩得很紧张，装备的舒适度可能更重要。例如，游泳后可以换上坐垫比较厚的专业骑行裤，避免穿铁三服长时间骑行带来不适，骑行后可以换上跑步短裤和背心，这样不会在跑步的时候磨破大腿或者腋下。

赛前准备会和试水

赛前准备会是必须要参加的一个环节，其间很多信息都对比赛至关重要，一般都在比赛前一天现场举行，即使你不能到场，也要线上参加。由于还有试水等环节，所以建议最晚也要在头一天的一大早就到赛场。国内很多比赛的赛程和规则都与标准的铁三比赛略有不同，你应该用小本本记下几个赛前准备会才会发布的重要信息。

• 换项区开放时间，比赛当天早上是否有足够的时间整理装备，自行车项目的最后检录时间。

• 水温和气温，以及是否允许或者强制使用胶衣。

• 赛道信息：游泳项目是否有折返点，顺时针游还是逆时针游，是否按批次出发；自行车赛道路况和绕圈数量，补给点和厕所位置，是否有赛道中立修车服务；跑步项目的绕圈数量，补给点和厕所位置，医疗服务点位置。

• 自行车比赛处罚宽松程度：虽然业余比赛一般都不会准备专门的区域来罚时，但还是有对最小跟车距离和超车时间的规定，如果比赛要求很严，就要注意超车时尽量加快速度。

• 常见的其他规定：是否允许戴耳机和骨传导耳机（一般自行车赛段不允许戴耳机），是否要求自行车装备前后灯，是否必须佩戴“跟屁虫”。

赛道试骑和试水一般也是在比赛前一天开放。如果自行车赛道比较复杂，那就一定要去熟悉一下，避免在隧道、下坡、急弯等处发生危险。可以比较慢地去骑一圈，当作最后的热身训练。同理，也可以在跑步赛道上有氧跑 3 ～ 5 公里。

试水也是非常有必要的。提前熟悉一下水域和水温，可以避免第二天被水温带来的“惊喜”弄得不知所措，顺便可以检查泳镜、泳衣、胶衣等是否在运输途中出现了问题。

总之，充分准备，认真对待比赛，掌控好自己能掌控的所有因素，剩下的就是享受比赛啦！

比赛日

经过漫长的训练和准备，这一天终于到来了。比赛一般在早上 6 点左右开始，提前 1 小时就要完成检录，换项区也关闭了。不论你头一天是否休息得很好，闹钟响起的那一刻就把其他的都忘记吧，把注意力都集中在比赛上。

比赛当天先要去餐厅吃一顿赛前早餐，一定要在比赛开始前 2 小时就完成用餐，给自己充足的消化时间。穿戴好装备后就可以出发去比赛场地了。如果你住得比较远，可能还需要坐摆渡车或者骑自行车过去。早上天气较冷，只穿铁三服或泳衣都不合适，最好加一件外套。

到达赛场后，无论如何都要在换项区最后检查一次自己的装备，尤其是自行车轮胎气压和电子变速的电量，计时手环或脚环也要确定固定妥当。如果要穿胶衣，不要害羞，可以让身边的小伙伴帮忙，否则自己是很难拉上胶衣拉链的。

• 这里介绍一个小技巧，可以随身带一个塑料袋，穿胶衣的时候套在脚上，这样就会很容易穿上，比赛后还可以存放换下来的湿衣服。

都准备好后就要进行充分的热身，主办方有时候也会组织大家一起热身，但这远远不够，你可以在候场区来回慢跑和拉伸。

比赛开始后，一般会经历一个适应阶段，看到周边蜂拥的人群，感受到冰冷的水，你会感到紧张，呼吸急促，脑海中也会飘过各种想法。这个时候，不妨放慢速度，充分呼吸，慢慢回忆起训练时的技巧和节奏。

• 在开始的几分钟里要放慢节奏，调整呼吸，尽快调整心态。

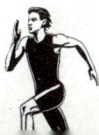

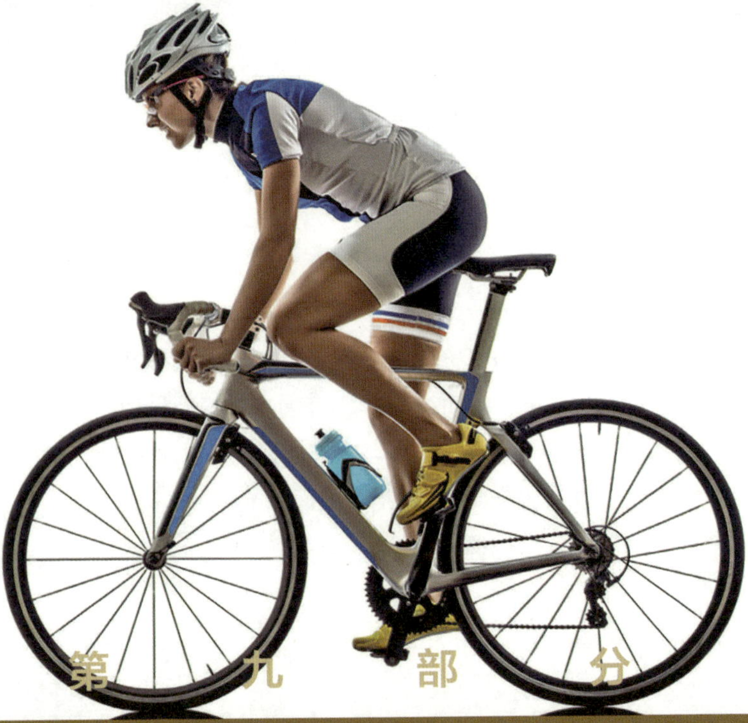

第 九 部 分

器材

必备和选配

工欲善其事，必先利其器，日常训练的一个重要内容就是要熟悉自己的装备，让自己能够驾驭装备（图 9-1）。铁人三项比赛有一个重要的入门门槛就是装备投入，很多人会被这笔投入劝退。不过，我们可参考诺贝尔经济学奖获得者理查德·塞勒（Richard Thaler）的心理账户理论，把这些投入看成为自己健康和梦想的投资，这样是不是立刻就觉得物有所值了。

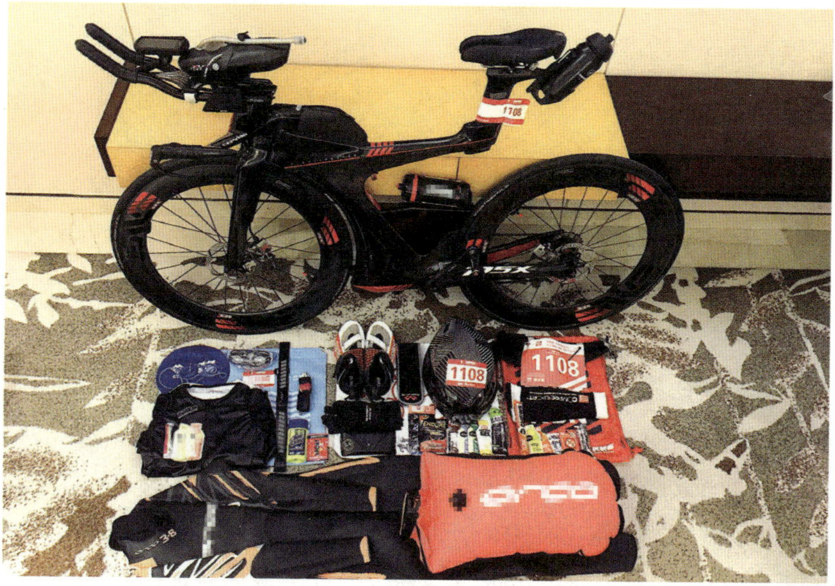

图 9-1　一场大铁比赛出发前的装备和补给盘点

对于购置器材，有人的理念是循序渐进，也有人推崇一步到位，但我认为只要能让每笔投资都被充分利用起来，就是合理的。这里也帮大家精挑细选了一下，列出了必备和选配的建议：

必备的几样东西：游泳眼镜、铁三服、公路自行车、运动手表、骑行头盔、自行车尾灯、锁踏、锁鞋、水壶、太阳帽、跑鞋、袜子。如果比赛允许，那么胶衣也是必备的。

可选的装备：跟屁虫游泳包、防磨油、凡士林、套袖、铁三车、功率计、骑行台、碳轮、自行车码表、手套、肌肉贴、心率带、护膝、号码带。

对于可选装备，从投资性价比的角度来说，推荐的购置顺序如下：铁三车、功率计、碳轮。可以看到推荐投资的装备都与自行车相关，这是因为自行车的器材升级有助于显著提升成绩。

游泳重点装备

（1）铁三服

铁三服现在做得都已经很完善了，建议列入必备装备，尤其是对于标铁和 113 铁三的比赛，你完全可以只穿铁三服来完成比赛，这样能节省不少换项时间。也有不少选手把铁三服穿在胶衣里面，游泳结束后脱掉胶衣直接就骑车。对于 226 大铁的比赛，你也可以一直穿铁三服，但有些人会在骑行和跑步时换衣服，原因是铁三服裆部护垫比较薄，长时间骑车舒适性较差，跑步的时候又太紧。比赛服如何选择可以因人而异，但只要是你平时经常穿铁三服训练，就不会有太大问题。当然，对于希望能更舒适地完赛的选手，换一条专业的骑行裤，比如带双箭头坐垫的裤子，会给超过 5 小时的骑行带来更好的感受。

在铁三服款式方面，近两年真的是越来越丰富了，有短袖或无袖、连体或分体等不同款式，大家一定要选自己感觉舒适的款式。

另外，要注意在部分比赛（比如 IRONMAN 系列比赛）中不允许将铁三服前面的拉链拉下来“袒胸露乳”地骑车，这个要求应当在赛前技术会上了解清楚。

（2）胶衣

胶衣是公认必备的一个选项，尤其是组委会允许使用胶衣的情况下一定要穿。除了保暖，胶衣还能够提高浮力，不论你游泳技术有多高，额外的浮力都能让你的阻力更小，对打腿的要求降低，平均下来会有 5% ～ 10% 的成绩提升。但是，胶衣的紧绷感和穿脱步骤都比较考验人，第一次穿胶衣游泳的时候你肯定是不太舒服的，千万要提前适应几次。关于胶衣的重点如下：

• 尽量选购厚的胶衣，浮力更大，更有利于对低温的适应，且不容易破损。

• 一定要试穿，合适的标准是四肢可以灵活活动，能贴合腋下和大腿根部皮肤，且脖子、手腕、脚踝部分的密封贴合也是比较好的。

• 不推荐选择会被浸湿的材质，最好选用橡胶材质的胶衣。

• 拉链部位特别容易磨破皮肤，如果是在海水里比赛，皮肤破了后还会带来不小的痛苦，其实在拉链位置的皮肤上贴个肌肉贴就能解决这一问题。如果腋下和大腿根部皮肤经常被磨破，可以涂专用的防磨油。有人喜欢在胶衣里面穿铁三服，也要特别注意会不会磨伤拉链处的皮肤。

• 胶衣的穿脱是需要练习的，高手可能只需要几秒，新手可能会折腾到抽筋。其实，穿胶衣的时候在脚上套个塑料袋就顺滑多了，脱的时候可以先脱上身的胶衣，像蛇蜕皮一样往外扒，脱最后一条腿上的胶衣时可以用另一边的脚踩住，辅助用力。脱胶衣时最好跑到自己的自行车旁，坐在地上操作。

• 如果拉链拉不上去或者拉不下来，找边上的朋友或工作人员帮忙也是很正常的。

• 有不少人觉得穿胶衣后蛙泳时蹬不到水，这个也是需要调整和练习的，多试一试就能找到感觉，也有专门为蛙泳设计的胶衣可以选择。

• 如果实在无法适应（多见于体型较大的选手），可以考虑选择无袖和短裤款的铁三服，缺点就是保暖性和浮力都下降了。

• 每次用完后需要将胶衣翻过来冲洗干净，存放的时候不要折叠，应当挂起来或者卷起来。如果有了破损也不用担心，胶衣是可以修补的。

快速脱胶衣通常可分为三步（图 9–2 至图 9–4）：

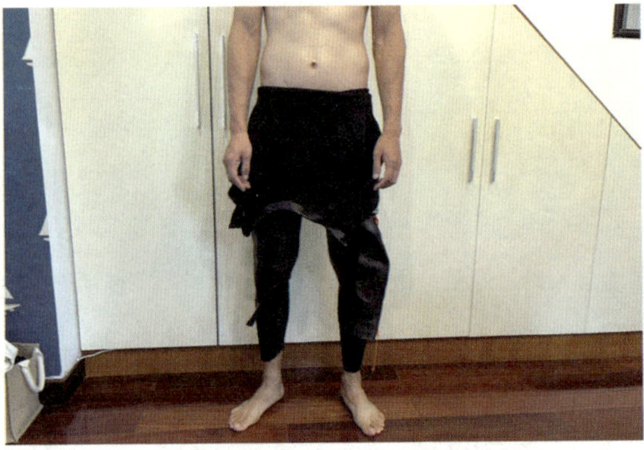

图 9–2　快速脱胶衣第一步：脱掉上身胶衣

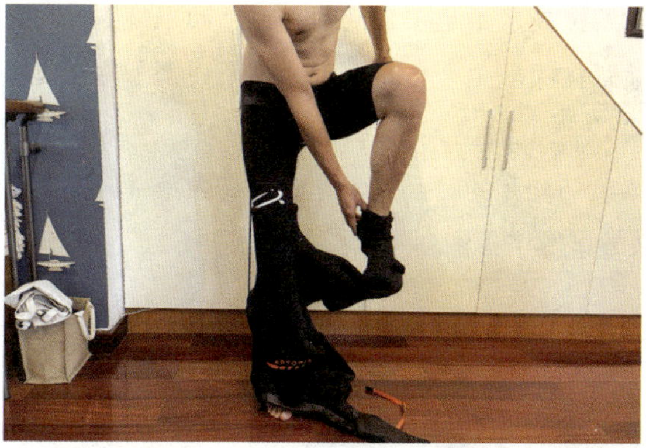

图 9-3　快速脱胶衣第二步：脱掉一侧腿上的胶衣

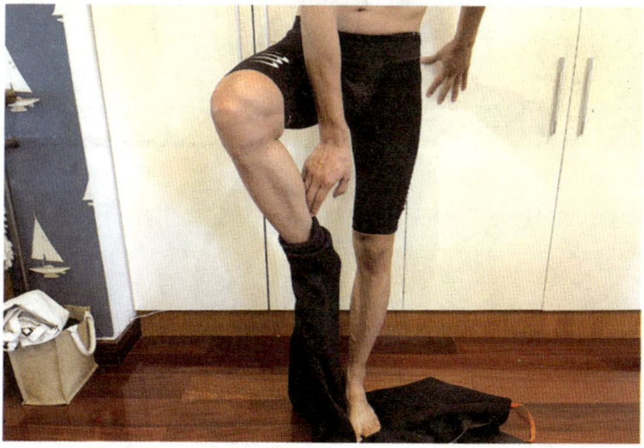

图 9-4　快速脱胶衣第三步：用一只脚踩住并快速脱下另一侧腿上的胶衣

（3）跟屁虫游泳包

跟屁虫游泳包虽非必选，但强烈建议你要准备一个。虽然有的赛事组委会会提供跟屁虫，但日常准备一个更方便你到公开水域进行试水和练习。对游泳技术不是很自信的选手，如果规则允许，甚至可以在比赛中短暂地趴在跟屁虫上休息一下，重新找到节奏。唯一要提醒的就是，很多人绑跟屁虫的位置不对，离自己太远，绳子容易缠到脚上不说，想抱着休息一会儿的时候还不能转过身去第一时间抓到，一般绳子留 0.6 ～ 1 米就足够了（图 9–5）。

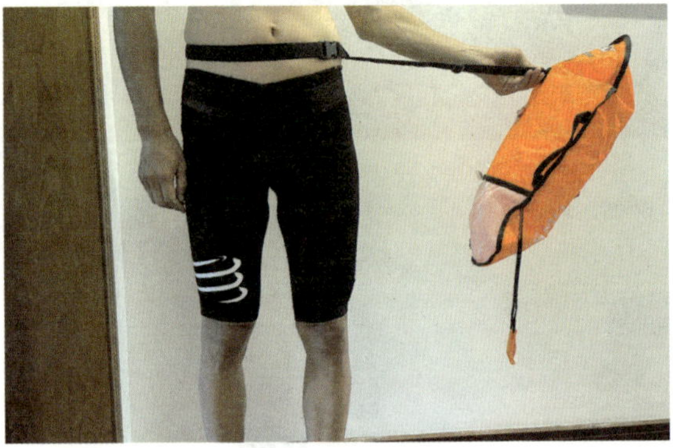

图 9–5　跟屁虫的绳子留 0.6 ～ 1 米即可

自行车重点装备

（1）公路自行车

公路自行车的种类众多，常见的分类为山地车（又分软尾、硬尾、山地等）、公路车、全地形公路车（gravel）、铁三车、TT 车（time trail bike），还有一些平把、折叠、死飞、场地等特殊车型就不讨论了。如果只买一辆车或是买第一辆车，那么就要先选公路车，因为参加奥运标铁距离的比赛使用公路车是合适的，有的奥运距离赛事也不允许使用铁三车。还有一个好处是平时可以主要用公路车进行户外骑行训练，而铁三车不太适合在开放的路段骑行，原因是铁三车的变速和刹车在不同位置，姿势上又趴得很低，所以操控起来不是那么方便，跟车和爬坡都不够灵活和安全。如果你骑铁三车参加骑行活动，大概率会被鄙视，或是要求跟在最后，甚至很多俱乐部也不接受使用铁三车一起骑行。至于TT车则是为了计时赛准备的，和铁三车还是有区别的，其中最大的不同是TT车要遵循国际自行车联合会（UCI）的规则，而铁三车则不受UCI的限制，因为大部分铁三比赛都不是UCI旗下赛事，这就导致铁三车的造型天马行空，各种粗壮、无坐管等设计都会出现，且为了让选手能及时得到补给并自己排除故障，还在铁三车上设计了很多储物空间，变成了“移动的补给站”。

如果你是第一次买公路车，那你会发现公路车的厂商一般都会把旗下主流公路车分成爬坡型、气动型、长距离舒适型、古典型，还有最近几年出现的全地形车，铁三的训练和比赛一般会选择主流爬坡或气动车型。公路车近期的发展主要有以下三个特点：

• 特色趋同。以前是爬坡型走轻量路线，气动车则管型粗大扁平，而现在爬坡车逐渐加入了很多气动设计，而气动车也轻量化起来，爬坡型和气动型的差别越来越小了。

• 全面碟刹化。

• 中端就开始采用电子变速系统。

• 所有车型都有碳纤维和铝架的区别，由于具有轻量的优势，碳纤维已经成了绝对主流和首选。

在此基础上，如果你实在不喜欢采用较为激进的坐姿——身体趴得较低、手臂前伸幅度较大，那么选择一辆舒适性好的长距离公路车也是可以的。

如果你有志于参加专业的自行车比赛，那么你可能还需要了解 UCI 的规则。UCI 对车架尺寸和重量等都有严格要求，本书暂不涉及这个部分，有兴趣的朋友可以去 UCI 官方网站查询。

很多一线品牌都有线下店，店内一般会提供试骑服务。购买时可重点考虑门店的位置是不是离你比较近，同时看看哪家店的老板和店员比较热情，有些门店还会经常组织骑行活动，或者提供 Fitting 服务。后续你应该会在车辆的维修、保养、升级等问题上经常和门店打交道，便利的位置和良好的服务就显得很重要了。有的自行车品牌有线上店，其实就是线上下单，线下去门店组装提货，可以在电商平台比较价格后自行选择。假冒伪劣品在刚性和安全性上都没有保证，不建议大家选择。

在自行车的选择上，下面这些参数间的区别需要了解。

• 碟刹和 V 刹（即圈刹）：碟刹系统制动力强，且不受雨水影响，更加安全，目前新车基本都是碟刹，缺点是整体重量大于 V 刹系统。如果购买新公路车的话，首选碟刹。铁三车还是有不少 V 刹车型的，毕竟铁人三项赛道比较平直，又不允许跟车，对刹车要求并没有那么高。两种刹车系统对应的轮组和车架都不一样，一旦选定则无法通过单纯更换刹车系统来改变。

• 机械变速和电子变速：电子变速响应快，手感好，已经被越来越多的大组自行车采用，所以人们常说它“一旦用上就回不去了”。电子变速的价格比机械变速要贵上不少，如果经济条件允许，可以考虑电子变速。各厂商都会以不同级别来划分变速和刹车系统（俗称套件或组件）。目前的主流变速正在从 11 速升级到 12 速，需要根据自己的情况选择。

• 水壶架的位置：自行车上可安装水壶架的位置有斜梁、横梁、车座后挂和铁三休息把。从使用便利程度上看，肯定是安装在休息把上最方便，可以用引水管直接喝水，但这要求自行车支持这种安装方式。除此以外就是安装在斜梁上，这样拿取比较方便，经过补给点的时候也可以直接更换新水瓶。鉴于拿取还是不太方便，只有在没有补给的骑行中，才建议大家用到车座后面的水壶架，一般可以安装 2 个（图 9-6）。

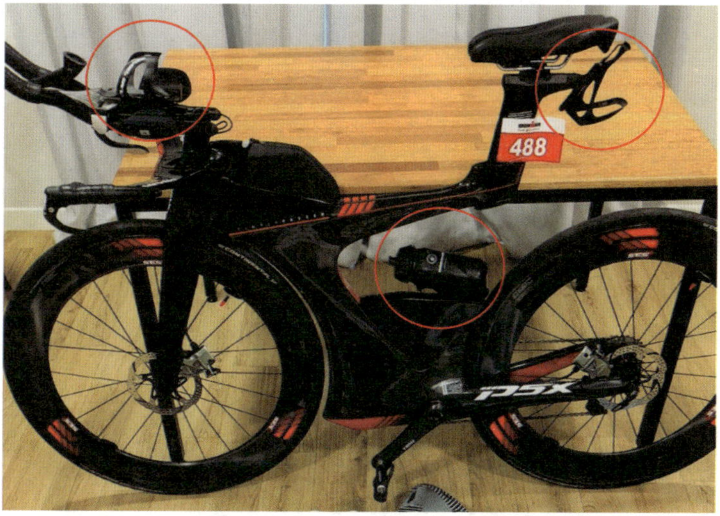

图 9-6　三个常见的水壶安装位置

此外，自行车的重量对成绩还是有很大影响的，我们可能会花一笔不菲的费用来减轻自行车的重量，然后又因为携带过多水壶而增加了重量。所以，最好提前判断自己的饮水需求量和沿途补给情况，适度携带。

（2）自行车尺寸的选择

最好在购买的时候就能做一次 Fitting，根据自己的身体情况选择合适的尺寸。大部分车店会根据选手的身高给出一个官方的建议，后续再通过调整坐垫和车把高度来适应骑行者。自行车的尺寸参数很多，其中跨高（Standover）对自行车尺寸来说比较重要，可以重点关注一下。

• 跨高的测量方式会在下一小节介绍，当你测量好了自己的跨高后就可以看看什么尺寸的自行车跨高更适合自己。自行车的跨高也叫 Standover，你的实际跨高应该比自行车跨高 3 ～ 5cm。在满足跨高的情况下，选的车架越小，意味着你的骑行姿势就要越激进，对骑手的柔韧性要求就越高。

• 一般还会根据跨高计算出 Stack（五通中心到头管顶部中心的垂直距离）和 Reach（五通中心到头管顶部中心的水平距离）值用于选择车架（图 9–7），但大部分车架的出厂设置并不适合亚洲人的体型，所以此处不做推荐，大家可以后期通过调整把立和头管垫圈来适应。参考公式如下：Stack=跨高 ÷ 0.69（在此数值上加 1 ～ 3 则更舒适，减 1 ～ 2 则更激进）；

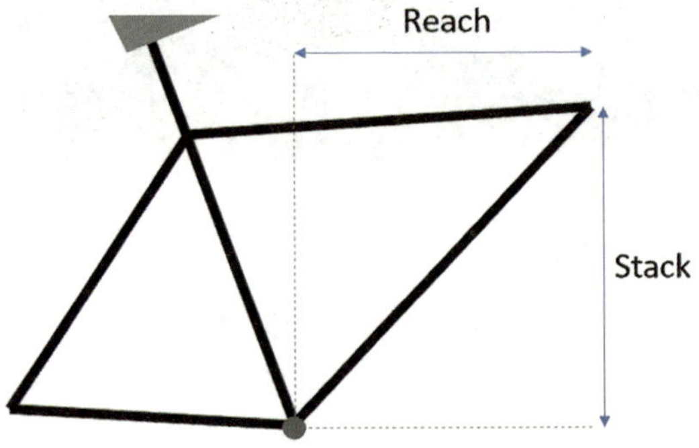

图 9–7　Reach 和 Stack 值的测量

Reach=Stack/STR（STR 是车架高度与长度的比值）。

（3）关于铁三车

铁三车和公路车有不少区别，最主要的是立管角度不同。铁三车的立管角度为 78° ～ 80°（图 9-8），而公路车的立管角度为 73° ～ 74°，这就让铁三车的骑行姿势更加靠前，强调长距离的稳定和持续输出。公路车和 TT 车的设计要受到 UCI 的限制，而铁三车则可以不受这些限制，所以各种夸张的形状都会出现。

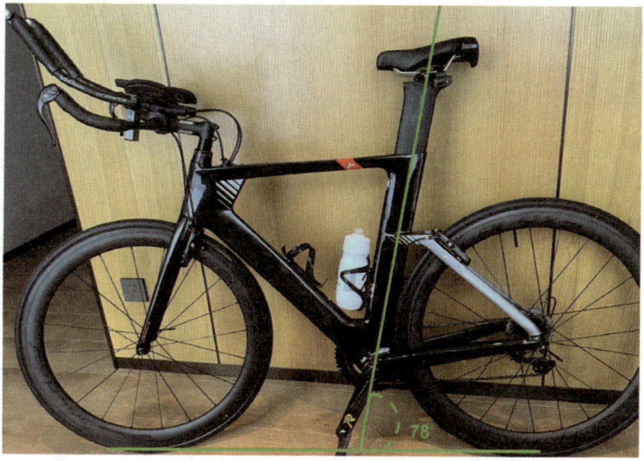

图 9-8 铁三车的立管角度一般 78° ～ 80°

• 有选手指出，由于铁三车骑行姿势的改变，更多地用到了大腿后侧肌肉群，更有利于后续的跑步，因为跑步会依赖大腿前侧的股四头肌。

另外，铁三车带有休息把，可以提升长途骑行的舒适性。铁三车也会有专门设计的坐垫，便于选手向前趴在休息把上。铁三车的坐垫相比于其他坐垫往往更短且鼻翼部分更宽，着力点比公路车坐垫更靠坐骨前。需要指出的是，即使有部分公路车支持原装或者后装休息把，但由于整体几何结构和坐垫都不是为这种骑行姿势设计的，所以并不会特别舒服，奥运距离的比赛还可以用，长距离比赛就不行了（图 9-9）。

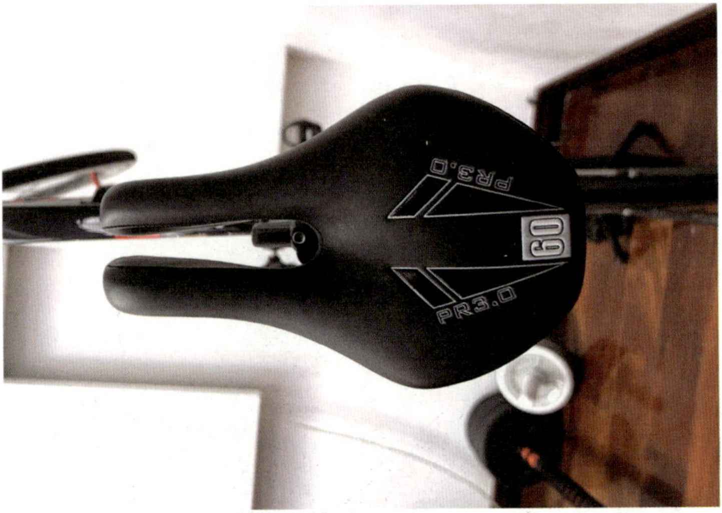

图 9-9　铁三车的坐垫

如果备战的是 113 和 226 大铁比赛，准备一辆公路车的同时再买一辆铁三车是非常必要的。虽然在比赛中也看到有直把车和折叠车的“大神”出没，但从舒适程度和省力角度上来说，铁三车还是有很大优势的。总体来说，铁三车的优势在于允许车手长时间趴得更低，迎风面积自然要优于公路车，要知道车速快了后，70% 的阻力都是风阻。

很多选手的直接感受是在一个 40 公里的平路骑行时，铁三车不会带来明显的优势，但如果距离拉长到 180 公里，气动的优势就可以得到体现了。硬币的另外一面是铁三车重量一般更大，爬坡比较费力，且操控起来也不如公路车，更加适合封闭和平缓的路段，不适合日常骑行。

附：Fitting

除了关注车本身的质量，Fitting 也是买车的一个重要环节。Fitting 指的是根据骑手身体情况和骑行目标，调节自行车和配件的过程。很多人是在骑了一年车，出现身体疼痛后才做了第一次 Fitting，我建议大家在刚买车时就在车店或者到第三方去做 Fitting。大部分选手只是根据车店老板建议或者品牌的身高尺寸建议表就买车回来开始骑了，但每个人的坐骨宽度、四肢比例和柔韧性都不相同，如果不调整就容易白白损失掉一些功率输出，更严重的会让错误的动作持续重复，最后累积造成伤病。

最简单的几个 Fitting 注意事项如下，大家可以参考一下。

①测量坐骨宽度：坐骨宽度是选择车座的重要参考数据，常见的坐垫宽度有 143 毫米和 155 毫米。如果没有专业设备，则可以把一张 A4 纸放在床垫或沙发这种比较软的地方，坐上去保持 1 分钟，就会把 A4 纸坐出两个凹陷，测量凹陷中心的距离，就能得到一个大致的坐骨宽度。当然，这个数值只能用来参考，不够准确。也有人通过用手去摸坐骨在椅子上的着力点来进行测量，但这也有不够准确的问题，因此我强烈建议大家去车店用设备测试。

②测量跨高并确定车座高度：双侧赤脚分开 20 厘米，靠墙站立，用一把尺子抵住裆部，没有尺子的话可以用厚书等代替，在墙上做高度记号，然后测量这个记号到地面的垂直距离，得到的就是跨高。跨高×0.885 就是车辆中轴到坐垫的高度依据，0.885 这个数值可以适当上下调节 0.002，因为锁鞋的高度可能会略有不同，且不同的曲柄长度也

有点区别。

如果你有骑行台或者有人帮你扶住车，你可以穿上日常的骑行服和鞋（一定要穿正常骑行的衣服和鞋，否则容易测不准），在舒服的坐垫位置上坐好，然后用脚后跟去踩脚踏，如果这个时候膝盖刚好可以伸直，那么这个高度就是比较合适的。在这个高度下，当你正常用脚掌去踩踏的时候，在曲柄最低处膝盖应该不会伸直，这是正确的现象。

③确定坐高：坐好后脚后跟踩住脚踏应当刚好可以伸直（图 9–10）。

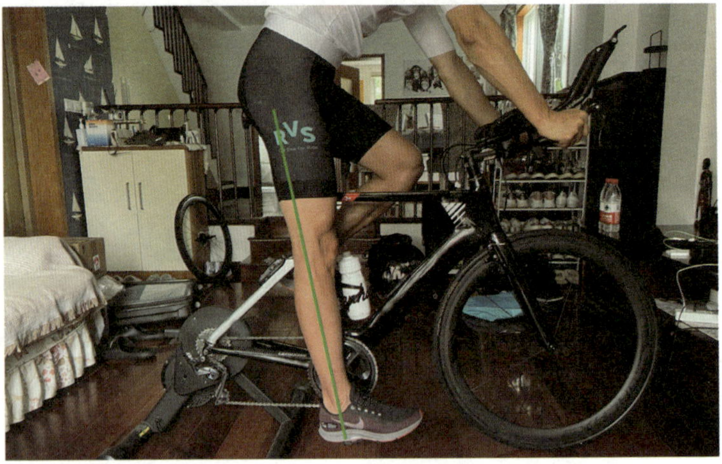

图 9–10　确定车座高度

首先，确定车座前后的位置。这一步较为简单，骑在车上，请别人扶住自己以保持平衡，将两侧曲柄调至平行于地面，前侧腿的膝盖到地面的垂直线应该刚好经过脚踏中轴（图 9–11）。如果膝盖靠前则容易发力局促，影响呼吸，大腿前侧容易疲劳（图 9–12）；如果靠后则容易出现胳膊过度前伸去够车把的情况，肩膀易酸痛且膝盖也容易受损（图 9–13）。

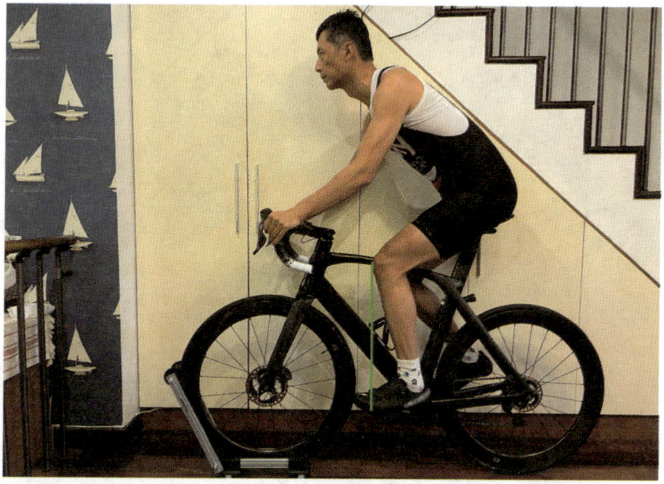

图 9-11　坐垫合适：膝盖和脚踏轴心位于一个垂直线上

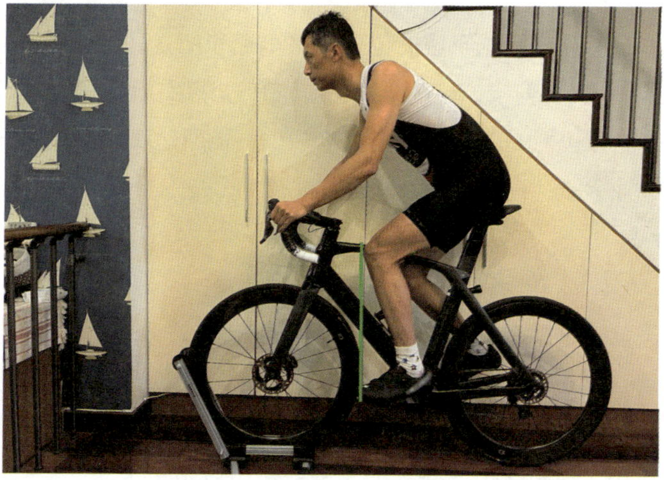

图 9-12　坐垫不合适：膝盖到地面的垂直线不经过脚踏轴心

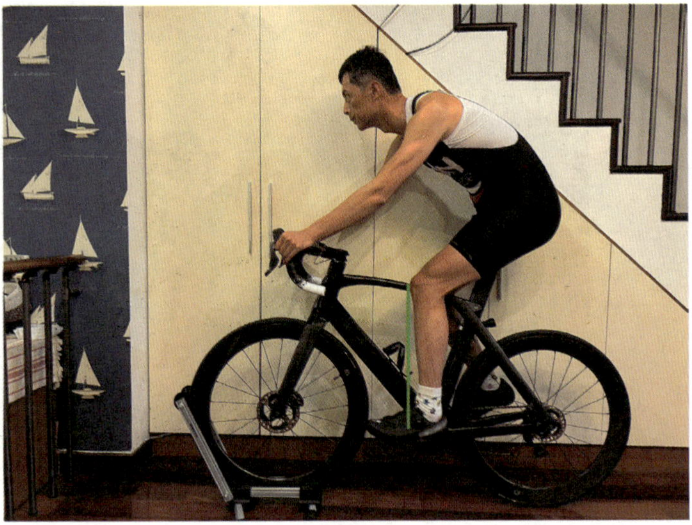

图 9-13　坐垫不合适：膝盖到地面的垂直线超过脚踏轴心

然后，根据车座的位置调整车把和把立高度，这里就要用到 Reach 和 Stack 的值了，这两个值在前面有过介绍，可以进行参考。

以上只是 Fitting 的最基本知识，强烈建议大家在有条件的情况下找专业人士，配合使用专业设备进行 Fitting。

（4）轮组和轮胎

除了整车，还应该关注的就是碳轮了。如果你还没有用到碳纤维轮组，那么可以考虑更换一对。在自行车上，所有在转动的部件都会给做功效率带来很大影响，所以让车轮轻 100 克，可能比让车架轻 500 克都有用。研究表明，轮框的高度和风阻有很大关系，轮框越高风阻越低，于是大家就都会在重量和风阻间寻找平衡点，很多选手干脆用了全封闭的后轮框，前轮框虽然因为考虑到操控和防侧风的需要并未全封闭，但也做成了 50 毫米以上的高框。碳轮，尤其是全封闭的碳轮价格不菲，建议大家量力而行。相对而言，40 毫米以上高框的碳轮就已经能带来不错的气动性能了，有条件的话可以选取陶瓷轴承的版本，得到更加耐用的性能。

一条值得参考的经验：看看身边人的使用率，有一定市场占有率的轮组往往在质量和售后方面经受住了考验。

常见的轮胎分为开口胎、管胎和真空胎。

开口胎其实就是传统的内外胎系统，技术成熟和更换方便的特点让不少专业车手还在使用它，最大气压为 120 ～ 130psi[8]，缺点是在转动过程中，内外胎的摩擦会损失动力。开口胎胜在价格便宜和更换方便，目前仍然是使用最多的轮胎系统。

管胎，顾名思义是一个环形轮胎，没有内胎，通过胶带将轮胎粘到轮框上。管胎可以承受更高的气压且形状和应力分布均匀，所以滚阻最小。但是，由于管胎的安装比较复杂，虽然不容易爆胎，但万一半路爆胎是很难自己修补的，因此在重要比赛中一般都会灌入修补液。总之，管胎是公认的性能较好的轮胎，在环法等专业比赛中使用最多，但安装和修补起来都非常麻烦。

真空胎是最近几年兴起的一种轮胎系统，在环法比赛中逐渐成了主流。其实，真空胎应该叫 tubeless，即无内胎系统，不是真的真空，而是类似于汽车轮胎，通过胎唇边缘卡在轮圈上，所以不需要内胎。真空胎的优点在于不易爆胎、滚阻低，胎压只需要 100 ～ 110psi。真空胎的

[8] 1psi（磅力 / 平方英寸）=6.895kPa（千帕），下同。

安装同样比较复杂，且由于其需要与轮框紧密结合来实现气密性，还需要定期灌注补胎液，这就导致后续的使用比较麻烦，价格也相对较高。

这三种轮胎系统都可以选择，如果不是专业选手，对阻力的差异不会那么敏感，可以先选用开口胎，方便自己更换和维护。随着技术的发展，超轻乳胶内胎的重量已经降到了三十几克，目前开口胎在重量和滚阻方面与其他胎型的差距也不算太大，环法中仍然还有选手选用。

一般轮组和轮胎上都会有这样一串数字，比如“700×25C，120 psi maximum”，解读如下：

• “700”指的是轮圈轮毂底的直径，一般大组公路车和铁三车都是这个尺寸。

• “25C”是指轮胎宽度，单位是毫米，一般来说轮胎越宽越舒适，但阻力会相应变大，25C 是目前的主流宽度。

• “120psi”指的是最大气压能支持到 120psi。

只有当轮组和轮胎的数字匹配时，轮胎才能安装到对应的轮组上，一般轮组会有一个宽度兼容范围，车架也有支持的轮胎宽度上限。在轮组和轮胎的匹配方面需要注意以下 3 点：

• 不同的轮组支持的轮胎类型是不一样的，但大部分真空胎轮组都支持开口胎，管胎轮组则不支持开口胎和真空胎。

• 轮组能用的轮胎宽度有一定的范围，轮胎越宽骑行体验越舒适，但阻力也更大。

• 车架支持的轮胎宽度也有上限，尤其是老的车架，一般不支持 28C 以上的轮胎。

轮胎还有一个 TPI 值，指的是织物密度，即外胎每英寸[9]长度内的纱线根数，这个数值从 30、120 到更高都是有的，数值越高则强度越大，当然重量也会随之增加。

轮胎的气嘴也有不同，大组自行车和铁三车使用的大部分都是美式气嘴或法式气嘴，目前法式气嘴是主流，形状上较为细长，唯一需要注意的是如果使用的是开口胎，内胎的气嘴长度要大于轮框的高度，否则需要加延长嘴才能使用。

附：爆胎的修补措施及轮胎气压

①关于爆胎的修补措施：补胎对铁三运动来说是个必备技能。先说平时训练，如果是长途骑行，建议携带部分应急修补装备。使用开口胎的选手，可以自己带 1 ～ 2 条内胎备用，外加撬胎棒和便携气筒，也可选择应急二氧化碳充气瓶（图 9-14）。若使用管胎和真空胎，则需提前

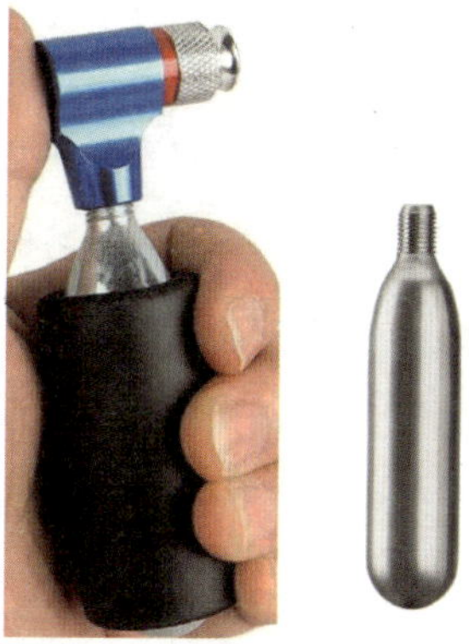

图 9-14　二氧化碳充气瓶

[9] 1 英寸 =2.54 厘米。

灌入事前修补液。这些修补方法都是应急措施，修补后的气压肯定无法达到新胎水平，不能长期使用，回到家后要更换轮胎。

在比赛中，要用最快的方法解决爆胎问题，保证自己能顺利完赛。不能完全指望赛事组委会的维修车，如果你自己有能力快速修复，就会更加从容地面对爆胎的情况。如果使用开口胎，一般要带一条备胎和应急充气瓶，使用管胎的话建议带一管事前修补液或一个修补充气一体瓶。无论使用何种方法，最好能在比赛前演练一次，做到心中有数再出发。

②关于轮胎气压：很多新手存在的最大问题是不敢打气，误以为气压越高越容易爆胎，其实应该尽可能把气打足（参照轮胎建议气压），这样除能获得更小的阻力以外，轮胎接地面积更小，更不容易被异物刺破而爆胎。需要注意的是，在雨天和热天反而要稍微降低一点气压，起到滑、防止地面过热导致爆胎的作用。

（5）锁踏和锁鞋

锁踏和锁鞋是建议必选项。首先，基于自行车的踩踏力矩原理，锁踏能让踩踏脚更早开始发力并更晚结束发力，同时脚底和脚踏接触的点固定，对力量传导肯定是有帮助的；其次，你无须担心自己的脚滑动离开脚踏，小腿和脚踝不会一直用力，会更加省力；最后，如果遇到需要摇车的坡路，也不用担心踩滑脚踏带来摔车和受伤的风险。

锁踏的使用需要很长的适应时间，零速摔车的情况大多数人都遇到过，千万不要遇到要比赛才临时上锁踏，至少要提前 2 个月开始适应。锁踏使用起来并不难，不论是什么类型的锁踏，基本上要注意的事项就两点。

①早脱、勤脱：遇到前方有交通信号灯、前车减速或路况不明等情况时，先脱开一只脚的锁扣随时准备撑地。

②熟练脱：脱锁踏的动作类似于用脚踩灭烟头，脚后跟向外侧用力旋转就可以脱开，不要担心用力过大造成损坏，锁踏和锁片都是有一定弹性和间隙的，如果感觉每次脱锁踏都非常费劲，可以通过调节锁踏上的一个螺丝来改变松紧程度（有些品牌不能调节）。

购买锁踏的时候可能会被各种规格和参数弄晕，其实公路车主流锁踏大体分为三种制式：禧玛诺的 SPD-SL（制式名）、LOOK（品牌名）的 KÉO（另一个制式名）和 SPEEDPLAY（另一个品牌名）的“棒棒糖”。每种锁踏都会对应不同的锁片，锁片基本上能安装在所有公路车的锁鞋上。不同锁踏在使用习惯后性能都差不多，均可以选择。根据使用反馈，比较流行的观点是 SPD-SL 综合性能强，且经久耐用，但重量较重，其最高端的 DA（系列名）系列也未必很轻（图 9-15、图 9-16）；KÉO 的重量很不错，价格相对便宜，且锁片在穿锁鞋走路的时候有防滑作用；“棒棒糖”颜值高，锁踏重量轻，但重量更多是在锁片上。

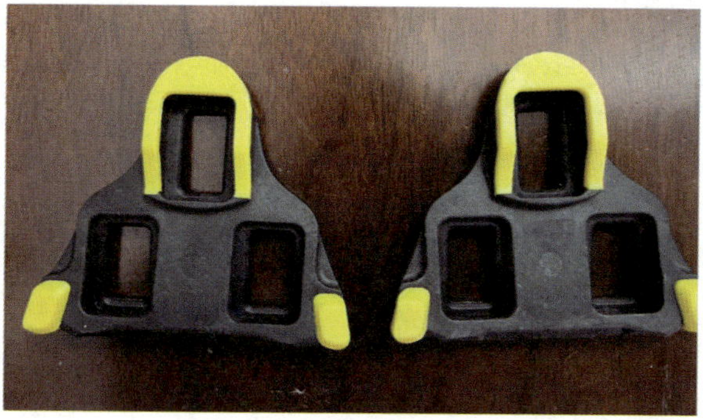

图 9-15　禧玛诺锁片

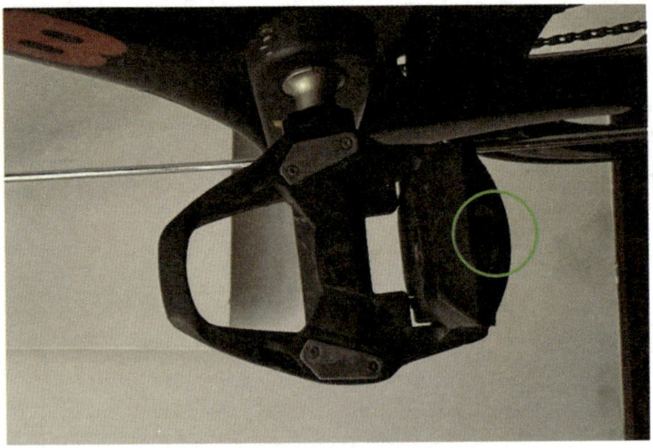

图 9-16　禧玛诺锁踏，圆圈标记位置可以调节松紧

购买、使用锁踏和锁鞋的时候应遵循以下原则：

• 锁踏肯定是重量越轻越好。还是那个原则，自行车上只要是会转动的部分，它的重量都对成绩有很大影响。

• 锁鞋基本上是通用的，但要区分好用于公路车还是山地车，越好的鞋重量越轻，鞋底刚性越强。锁鞋上一般会标明硬度级别，高端款的鞋底一般采用碳纤维材质。

• 锁鞋对 Fitting 也很重要，甚至可以说是 Fitting 的起点。如果锁鞋不合适，骑手的动作可能会在长期踩踏中变形，导致足弓和小腿酸痛，所以挑选锁鞋时不只需要关注尺码，选择宽版还是窄版、容量多大、是否需要单独的足弓垫等也是非常重要的。如果你的脚比较宽或者足弓高，就更需要花心思选择一双合适的锁鞋。除了多试穿，你还可以在 Fitting 的时候请教你的 Fitter（技师），千万不要将就，否则往往会带来更多的问题。

• 原则上要把发力点放在前脚掌内侧最突出的部分到小趾根部的连

线上，一旦调好最好就在锁鞋上用笔做好记号，以后锁片松动或者更换锁片的时候也要调节到这个位置（图 9-17）。

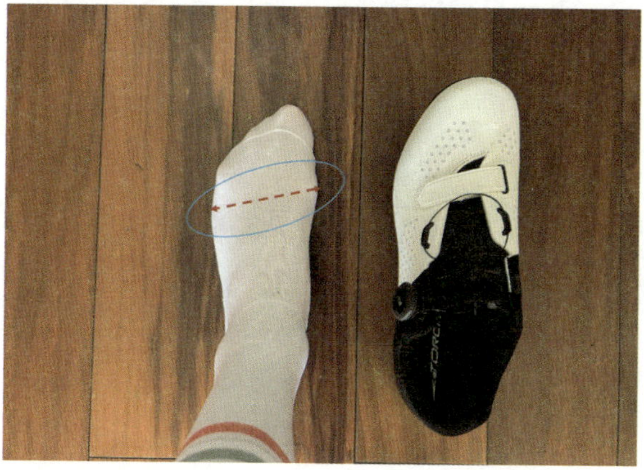

图 9-17 锁片要安装在脚的发力位置

（6）骑行台和骑行训练软件

有了骑行台（trainer），你就可以不受天气和场地的制约，更好地完成日常训练任务，而且骑行台能记录功率和踏频，帮你更高效地进行训练，因此骑行台也是训练的必需设备之一。即便是环法选手，日常训练也要花费大量时间在骑行台上。

骑行台的种类比较多，目前常见的有滚筒式和磁阻两种。滚筒式骑行台就是将车放在一组滚筒上，原理与跑步机类似，需要很好的平衡感，但不适用于长时间耐力训练。磁阻骑行台的国产品牌性价比高，可以重点考虑，而老牌国际大厂产品在质量和精度上还是有不少优势的。各品牌的主力产品都是直驱式骑行台，可以将车后轮拆卸后安装在骑行台上，好处是声音小且发力直接。有部分骑行台不支持变换阻力，不适应功率训练要求，尽量不要选购。

骑行台需要和骑行训练软件搭配使用，一般有以下 3 种选择：第一，使用骑行台自带的 APP，连接骑行台后可以手动调整阻力和功率，自己制订训练计划后手动调节即可；第二，连接码表或者运动手表进行调整，一般都是用“Ant+”或者蓝牙进行连接，部分码表还支持导入训练计划或自定义训练计划；第三，使用专用训练 APP，虽然需要付费，但好处是可以使用其内置的训练计划，而且 APP 一般都支持动画模拟骑行环境，可以适当降低训练的枯燥性。

最后要注意的是，骑行台只能用来锻炼运动能力，无论如何都要花一定时间在路面上练习对车的掌控，转弯、下坡、刹车、穿脱锁踏、喝水等都需要对车有很好的掌控，这样既能保证自己的能力可以更好地在比赛中发挥出来，也更加安全。

（7）功率计和码表

功率计的使用在本书第四部分的自行车内容中进行了介绍，是强烈建议必选的装备。如今，很多品牌的自行车都自带曲柄功率计，如果买来的车上没有配备，那么后续要自己加装。主流功率计有三种形式：锁踏功率计、盘爪功率计及曲柄功率计。三种功率计的基本原理都是通过测量安装在传动系统上的应力片受力后形变产生的电阻变化来计算功率，除了硬件的部分，还对算法有不少要求，所以还是有一定技术门槛的。一般的功率计都有踏频功能，也就是说无须单独购买踏频器了。

三种形式的功率计各有特点，对比如下（表 9–1）：

表9-1 三种功率计的特点对比

	锁踏功率计	盘爪功率计	曲柄功率计
原理	通过测量锁踏上的作用力计算功率	通过安装在牙盘上的功率模块来计算功率	通过安装在两侧曲柄上的功率模块来测量功率
优势	安装及拆卸简便，可两边单独测量	测量的是直接作用在牙盘的力，因此最容易测量准确	价格便宜，可单独计算两边的输出功率及是否平衡，可在原有牙盘、曲柄上加装
不足	重量较大、价格较贵。由于力臂等原因，脚对锁踏的作用力传导到曲柄、牙盘还需要一段过程，需要通过算法修正	安装及拆卸麻烦，要考虑盘片、中轴的兼容性	安装及拆卸较为麻烦

曲柄功率计的国内品牌大多支持对牙盘和曲柄的改造，你可以邮寄现有的牙盘和曲柄给厂商，厂商改造好后再寄回给你。曲柄功率计还有单边和双边的问题，之前为了降低成本，国内厂商会提供单边功率计，相应地另外一边的功率和总功率就只能靠算法来计算了，一般就是将单边的功率乘 2，但绝大多数人双边发力不均匀，因此测量结果不可避免地就会出现误差。现在随着生产成本的降低，使用单边功率计的意义已经不大，大家可以尽量选用双边功率计。

特别要注意的是，曲柄的长度有 170 毫米、172.5 毫米和 175 毫米等多种类型，要确保购买的产品和原车的曲柄长度一致（有研究表明，曲柄的长度对功率输出影响不大，只会影响舒适性）。

码表是用来在监测、统计和显示骑行数据的装备。在型号选择上，我建议参数支持越多越好，最好有 NP 功率的显示，如果能内置训练程序就更好了。码表的额外功能包括地图导航、触摸、防盗、电变和电量显示、车灯控制等。有的选手用运动手表替代码表，这也未尝不可，高端的运动手表一般具备码表的大部分功能，只是屏幕较小，能同时显示的数据较少，骑行的时候不方便查看。

无论是功率计还是码表，也包括心率带等附件，都是通过蓝牙或“Ant+”协议进行连接的，因此最好选择两种连接协议都支持的款式。

（8）头盔和尾灯

头盔当然是必选，公路自行车的头盔和山地车等其他自行车项目的头盔有所不同，选择的时候要注意辨别。头盔的价格从几十到几千元不等。戴头盔是铁三比赛的硬性要求，在有些比赛中如果你推动自行车的时候没有戴头盔就会被取消比赛资格。作为一件能保护选手生命安全的装备，大家对它的重视程度其实远远不够。先不论设计和价位，头盔在保护能力上首先要合格，所幸在20世纪90年代，两个瑞典科学家开发了一套多向冲击防护系统（multi-direction impact protection system，MIPS），能大大减少大脑受到撞击时的震荡强度，因此可以选择有MIPS认证的头盔。

最近几年也流行使用专业的铁三盔，铁三盔的设计来源于自行车场地赛的头盔，包含了流线低风阻设计，造型非常有冲击力，付出的代价除价格以外，就是散热情况普遍不如蜂窝状头盔，建议大家根据自己的情况选购。

尾灯也是必备的，赛前大多会检查。虽然一般选手完成游泳后，天差不多就亮了，但还是建议大家开尾灯骑行，尤其是有些赛道会有隧道。

跑步重点装备

（1）运动手表

运动手表基本上也是标配了，用运动手表最主要的目的有两个：一是在训练中收集数据并指导训练，这就要求手表收集的数据维度要丰富，并且能自动给出一定的分析，如 VO_2max 的估计值、FTP 测量、最大心率测量、建议休息时间、心率和功率分区指导、补给建议等；二是在比赛中反馈数据来指导我们执行比赛策略。建议大家购买专门为铁三运动做过优化的运动手表，这类手表除了续航能够顶住十几小时的铁三比赛，还有很多专门的设计，比如内置铁三比赛模式、能快捷切换项目、防误触等。如果你的运动手表能显示和记录足够多的功率数据，你甚至可以把它当作自行车码表和功率训练的主力记录设备。

网络上有不少人讨论是否可以把各种品牌的智能手表当作运动手表使用，现在也有不少智能手表开始内置铁三运动模式。作者认为，智能手表在硬件传感器（测量心率等）上也够用，但续航普遍不佳，数据维度也不如专业铁三手表丰富，最关键的是智能手表的 APP 没有太好地为铁三优化，能提供给你的有效分析很少，在标铁比赛中用一下可能还可以，但遇到大铁比赛就肯定是捉襟见肘了。

不论使用什么手表，比赛前都要模拟测试几次，搞清楚出水时或换项后按什么按键，骑车时是戴在手上还是放在车把上方便查看，数据显示如何调整，等等。比赛中经常有选手骑自行车的时候还在来回操作手表，非常危险且耽误时间。

（2）太阳帽

跑步和骑车都有晒伤的风险，且运动中暴晒会增高体温从而影响运动成绩，因此太阳帽是必备的。如果担心晒伤胳膊或者在阳光强烈的地区比赛，使用套袖也是个明智的选择。好的太阳帽还有一定的吸汗功能，可防止汗水不停地进入眼睛里。总之，良好的防晒能让你更舒适从容地完成比赛。

（3）跑鞋

跑鞋的选择完全要根据个人情况来定，从碳板跑鞋到减震跑鞋，跑鞋的发展也是日新月异。我看到过很多关于跑鞋的建议，大家比较能够达成共识的有以下 4 点：

- 鞋底坡度不能太大，减少前后脚掌的落差。
- 准备几双不同的跑鞋，在平时训练中轮换使用，以便锻炼到不同的肌肉和关节。
- 跑鞋是有寿命的，一般来说可以跑 500 ～ 1000 公里，时间长了以后，鞋底的弹性和鞋面的包裹能力都会下降。
- 不要穿新鞋参加比赛，新鞋会大大增加磨破脚的风险。

穿了几小时的锁鞋后，袜子可能已经湿了，跑步时会不舒适，并且有的时候换项时会有沙子和石子被带到袜子里，跑步过程中可能会磨脚，因此有些选手喜欢在自行车比赛结束后先换上干净的袜子再穿跑鞋，这也是个值得考虑的习惯。

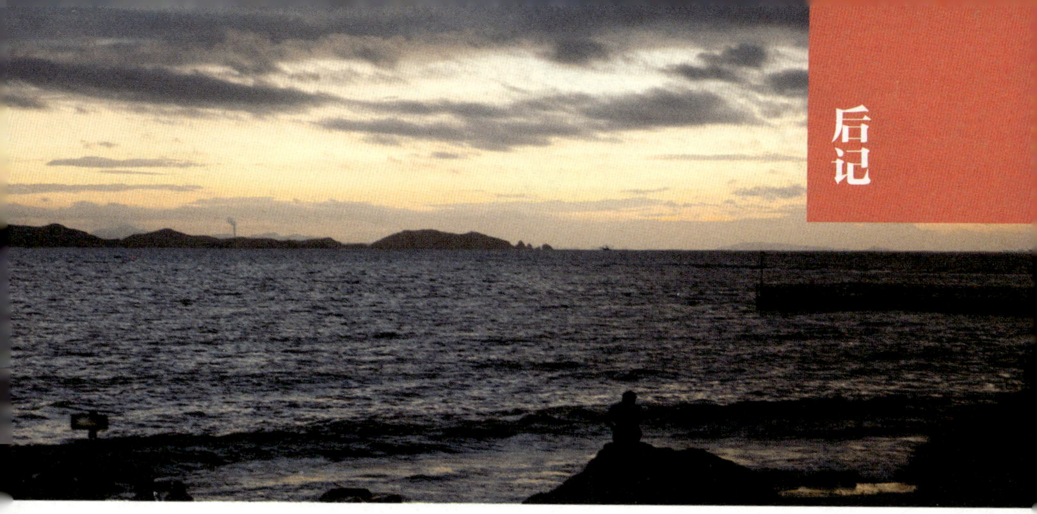

后记

互联网行业的“坏习惯”就是凡事都要复盘、总结、找方法论，于是在陆续准备各种铁三比赛的时候，我把查阅的资料和沉淀的内容进行了总结，就有了这本书。写本书的最主要目的还是希望给众多铁三爱好者一个从 0 到 1 的快速参考，内容的专业性和严谨性其实并没有特别让我满意，如果要真正从入门的爱好者转变为专业的爱好者，要做更多的功课。类比于工作，就如同做产品运营，上了多年的学，看了几十本各种专业的书，向众多前辈学习，然后经过了近 10 年的工作，也只是觉得自己勉强称得上专业。铁三运动涉及解剖、运动原理、营养、器材、规则等方方面面，要想专精，就必然要花费和工作所需的一样多的精力。

近年来，国内的铁三比赛“爆发”，感觉几乎每周都有铁三比赛，阔别已久的各种大铁比赛也已经回归。在一次比赛中，恰好有选手看到我在整理装备，就和我攀谈询问能量胶和胶衣的必要性，我在那一刻感觉阅读书籍还是有意义的。虽然目前的短视频等平台已经可以满足信息收集和查询的需求，但系统的梳理还是较为缺失的。

其实，我的训练和参赛曾停滞了很长一段时间，实在无法从繁忙的工作和家庭生活中再找到平衡，这就引出了业余爱好者进行铁三运动最关键的前提条件：取得家人的支持。一定要和家人提前做好沟通，否则每周超过 10 小时的训练、不菲的器材投入，必然会带来很多的家庭问题。这也是为什么我要邀请朋友写序，他们都是所在行业的佼佼者，日常面对如山般的工作压力，最后也能取得家人的支持并坚持训练，这种精神激励着我向他们学习。

有些比赛组织者会安排亲子活动，我非常赞赏这种做法，这会帮助父亲或者母亲做出自律的好榜样，带给小朋友们非常好的启蒙和激励，这种精神价值绝对超过了单纯的陪伴价值，相信很多业余铁人就是因此成功取得家人支持的吧。

最后，分享一句硅谷“大佬”纳瓦尔（Naval）对幸福的总结：幸福的含义是真正拥抱当下，拥抱现状，拥抱现实的一切。我觉得这句话也非常适用于业余铁三运动，我们要尽自己所能进行准备和训练，然后全情投入比赛，享受准备的过程和比赛本身，接受取得的任何成绩。

祝大家都能开心打铁，享受比赛。

郭鹏

2024 年 2 月